Inspelen op baby's en peuters

Marianne Riksen-Walraven

Inspelen op baby's en peuters

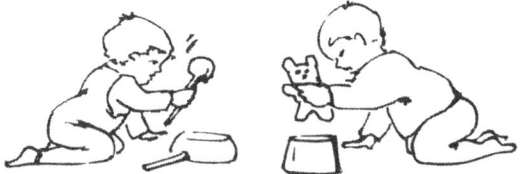

Ontwikkelingsspelletjes

Bohn Stafleu Van Loghum
Houten/Diegem

Voor Niels en Onno
en
*Voor alle kinderen die in de afgelopen twintig jaar aan
onze onderzoeken hebben meegedaan*

Tweede herziene druk
© 1981, 1996 J.M.A. Riksen-Walraven, Doorwerth
Alle rechten voorbehouden
Omslagontwerp: Teo van Gerwen Design
Typografie: Julius de Goede BV
ISBN 90 313 2184 1 Bohn Stafleu Van Loghum
D/1996/0108/326
NUGI 723/711

Deze uitgave is met de grootste zorgvuldigheid samengesteld. Noch de maker, noch de uitgever stelt zich aansprakelijk voor eventuele schade als gevolg van eventuele onjuistheden en/of onvolledigheden in deze uitgave.

Inhoud

Voorwoord 7

I THEORIE
De belangrijkste achtergronden van het praktische deel 11

1 Het onderzoek waaruit dit boek is voortgekomen 13
2 Twee belangrijke principes voor de opvoeding in de eerste levensjaren 19
3 Het gemiddelde kind bestaat niet! 32
Literatuur 36

II PRAKTIJK
Beschrijving van de ontwikkeling en spelletjes en tips 39

4 Inleiding bij het praktische deel 41
5 Elf gulden regels voor het gebruik van het praktische deel 43

0-3 maanden 45

3-6 maanden 69

6-9 maanden 87

9-12 maanden 110

12-18 maanden 134

Voorwoord

Bij de eerste druk
De titel van de reeks waarin dit boek verschijnt, zegt het al: het is bedoeld voor mensen die 'kinderen' als beroep hebben. We zijn geneigd om daarbij het eerst te denken aan diegenen die vanuit een maatschappelijk erkend beroep of vanuit hun studie met kinderen te maken hebben. Dit boek is echter ook, en misschien wel in de eerste plaats, bedoeld voor de opvoeders van alledag, de ouders, voor wie het bezig zijn met hun jonge kind een groot gedeelte van de dag in beslag neemt. In mijn ogen verdient het opvoeden van een jong kind de maatschappelijke status, de waardering van een echt beroep. Het is zelfs (en misschien wel juíst) in het welvarende Nederland helemaal geen gemakkelijke taak om een kind zódanig op te voeden dat het zich goed kan ontplooien en tenminste enigszins gelukkig kan zijn. Opvoeden is ook wel heel verantwoordelijk werk: de kinderen van nu zijn immers de volwassenen op wie de maatschappij van morgen zal steunen. Het is mij dan ook een raadsel dat 'met je kind bezig zijn' nog steeds, en zelfs steeds meer, beschouwd wordt als ongekwalificeerd werk, als verloren tijd die aan betere dingen besteed had kunnen worden. Het wordt hoog tijd dat onze maatschappij wat meer waardering laat blijken voor moeders en vaders die zich enkele jaren geheel of gedeeltelijk uit 'echte' beroepen hebben teruggetrokken om hun kind voldoende aandacht te kunnen geven, aandacht die het voor een goede ontwikkeling broodnodig heeft.

Dit boek gaat over het omgaan met kinderen in de eerste levensjaren. Voor velen zal de eerste reactie op zo'n boek zijn: kan dat omgaan met baby's nou ook al niet meer gewoon, moet er nou ook al voorgeschreven worden hoe je dàt moet doen? Het antwoord daarop luidt: dit boek zegt niet hoe je het móet doen, het zegt alleen wat je zoal kùnt doen om met (meer) plezier samen met je kind bezig te zijn. Dit plezier hebben in en met je kind is de voornaamste voorwaarde om goed te kunnen opvoeden. Het allerbelangrijkste is dat het kind merkt dat er mensen zijn die van hem houden, dat het geaccepteerd wordt en dat het een veilige thuishaven heeft.

Iemand die plezier heeft in een kind en die oog heeft voor wat er in het kind omgaat en wat het interesseert, heeft zo'n boek echt niet nodig. Toch is het heel goed mogelijk dat zulke geïnteresseerde opvoeders nog meer willen weten over de ontwikkeling van baby's en zoeken naar meer mogelijkheden om samen met het kind bezig te zijn. Het is ook mogelijk dat een kind extra aandacht nodig heeft, omdat zijn ontwikkeling minder goed verloopt dan mogelijk zou zijn. Opvoeders kunnen dan extra behoefte hebben aan informatie over ontwikkeling en aan ideeën voor spelletjes die zij samen met het kind kunnen doen.

Ik hoop dat dit boek ertoe zal bijdragen dat ouders en andere opvoeders wat extra plezier en voldoening beleven aan dat echt niet altijd zo gemakkelijke omgaan met baby's en peuters. De kinderen zullen daar op hun beurt de vruchten weer van plukken.

Marianne Riksen-Walraven
juli 1980

Bij de tweede druk
Dit boekje heeft nu al zestien jaar in ongewijzigde vorm zijn weg gevonden naar ouders en professionele opvoeders van jonge kinderen. Omdat er nog steeds veel belangstelling voor bestaat, is opnieuw tot herdruk besloten. In verband daarmee kwam de vraag in hoeverre de inhoud na al die jaren niet eens zou moeten worden aangepast. Het boekje is immers gebaseerd op de bevindingen van wetenschappelijk onderzoek dat in de jaren zeventig naar de ontwikkeling van baby's is gedaan en sedertdien heeft de wetenschap op dat gebied natuurlijk niet stilgestaan. Zijn de principes waarop de adviezen, suggesties en spelletjes in dit boek gebaseerd zijn, daardoor intussen niet achterhaald?

Gelukkig kunnen we constateren dat dat nog steeds niet het geval is: de principes waarop dit boek steunt, staan na al die jaren nog steeds overeind. We kunnen zelfs stellen dat de resultaten van wetenschappelijk onderzoek in de afgelopen jaren de basisprincipes van het boek hebben bevestigd. Zo hebben onze eigen vervolgstudies positieve effecten van het programma op de ontwikkeling van kinderen, ook op langere termijn, laten zien.[1]* Daarnaast heeft materiaal uit dit boek in de afgelopen jaren als uitgangspunt gediend bij de ontwikkeling van succesvolle voorlichtingsprogramma's voor speciale groepen ouders met jonge kinderen, bijvoorbeeld voor Surinaamse ouders[2] en voor ouders met een adoptiebaby[3]. Dit alles heeft ons doen besluiten om alleen in het theoriegedeelte wat aanvullende onderzoeksgegevens en recente literatuurverwijzingen op te nemen en het boek voor de rest inhoudelijk ongewijzigd te laten.

Marianne Riksen-Walraven
augustus 1996

* De cijfers verwijzen naar de noten op pagina 36

I
THEORIE

De belangrijkste achtergronden van het praktische deel

1
Het onderzoek waaruit dit boek is voortgekomen

Steeds meer aandacht voor de eerste levensjaren

Dit boek is voortgekomen uit een tweetal onderzoeken die in Nederland zijn gedaan naar de ontwikkeling van kinderen in hun eerste levensjaren. Dat onderzoek bij Nederlandse baby's sluit aan bij een groot aantal studies die rond het begin van de jaren zeventig in het buitenland, en met name in de Verenigde Staten, zijn uitgevoerd.[1] In de jaren zestig kwamen daar de kinderen uit kansarme milieus in de belangstelling van politici en wetenschappelijk onderzoekers. Deze kinderen bleken op hun zesde jaar al een zodanige achterstand in ontwikkeling te hebben opgelopen, dat zij al in de eerste klassen van de basisschool niet konden meekomen. De Amerikaanse regering stak een enorme hoeveelheid geld in 'Head Start', een stimuleringsprogramma voor kleuters dat tot doel had hen in een relatief korte periode de gemiste ervaringen te laten opdoen en hen zo met gelijke kansen aan de basisschool te laten beginnen. Het was een grote teleurstelling toen na enkele jaren bleek dat het programma geen blijvend resultaat had opgeleverd.

Op dit moment vinden we het al helemaal niet meer zo verwonderlijk dat het toen niet gelukt is om vier- en vijfjarigen in zo'n korte periode bij te spijkeren. Mede door de teleurstelling van Head Start is immers in de afgelopen jaren de aandacht van ontwikkelingspsychologische onderzoekers steeds meer gericht op wat er gebeurt in de allereerste levensjaren van het kind. Dat onderzoek heeft langzamerhand veel meer en aan een steeds groter wordend aantal mensen duidelijk gemaakt dat een vierjarig kind in zijn sociale, intellectuele en persoonlijkheidsontwikkeling al zo sterk bepaald is door de ervaringen die het in de eerste jaren heeft opgedaan, dat er echt een langdurige en intensieve begeleiding nodig is om de ontwikkeling dan nog fundamenteel te kunnen beïnvloeden.

Het belang van een goede ontwikkeling in de eerste jaren

Er zijn twee belangrijke redenen waarom juist de ervaringen die een kind in zijn eerste levensjaren opdoet, zo'n grote invloed hebben op zijn ontwikkeling. In de eerste plaats zijn die eerste jaren een *gevoelige periode* voor de ontwikkeling van het kind op veel gebieden. Dit betekent dat het kind een aantal belangrijke vaardigheden juist in die eerste jaren heel goed kan aanleren en ontwikkelen. Krijgt het kind niet de kans die vaardigheden in de eerste jaren te ontwikkelen, dan is de gevoelige periode voorbij en zal het veel meer moeite kosten om ze dan alsnog te verwerven. Met name de sociale ontwikkeling, de taalontwikkeling en de ontwikkeling van een aantal facetten van de waarneming en van het denken verlopen in de eerste twee levensjaren veel sneller en soepeler dan in latere jaren.

Er is nog een tweede reden waarom een goede ontwikkeling in die eerste periode zo belangrijk is. Wanneer een kind dat in een weinig stimulerende omgeving opgroeit, om de een of andere reden een achterstand in ontwikkeling oploopt, is de kans groot dat er een sneeuwbaleffect optreedt: wanneer er niet wordt ingegrepen wordt de achterstand in ontwikkeling steeds groter omdat het kind juist door die achterstand niet kan profiteren van de toch al schaarse nieuwe leermogelijkheden. Verschillende onderzoekers hebben met harde cijfers aangetoond dat een in de eerste levensjaren opgelopen achterstand in een stimulerende omgeving nog best kan worden weggewerkt, maar dat zo'n achterstand vrijwel zeker blijft bestaan en zelfs nog groter wordt wanneer de opvoedingssituatie voor het kind ongunstig is.

Soms is begeleiding nodig

Uit de in het voorgaande genoemde twee punten blijkt hoe belangrijk het is dat een kind zich in zijn eerste levensjaren goed kan ontwikkelen. Er zijn kinderen die een groot risico lopen om zich in die eerste jaren minder goed te ontwikkelen, omdat zij de voor een goede ontwikkeling nodige *ervaringen* niet kunnen opdoen. Bij sommige kinderen ligt dat met name aan de omgeving waarin zij opgroeien: hun opvoeders slagen er niet in hun kind een interessante en gestructureerde omgeving te bieden waarin het van alles kan leren of, erger nog, zij weten geen klimaat te scheppen waarin het kind zich veilig genoeg voelt om eropuit te gaan en nieuwe dingen te leren.

Een andere groep kinderen leeft in principe wel in een voldoende stimulerende omgeving, maar kan door bepaalde in het kind zelf gelegen factoren niet optimaal van die ervaringen profiteren. Een voorbeeld hiervan zijn de kinderen met verminderd gehoor- of gezichtsvermogen of kinderen die het door hun moeilijke gedrag (bijvoorbeeld zeer sterke prikkelbaarheid, geringe aandacht of hyperactiviteit) hun opvoeders heel moeilijk maken om hun een voldoende stimulerende omgeving te bieden en te blijven bieden.

Voor beide groepen 'risicokinderen' is het in de eerste plaats belangrijk dat zij in een zo vroeg mogelijk stadium worden opgespoord. Hoewel wat dit betreft de situatie in Nederland nog lang niet optimaal is, raakt men in de Nederlandse gezondheidszorg toch steeds meer gespitst op vroege onderkenning van problemen in de ontwikkeling, zodat de leeftijd waarop kinderen met problemen worden aangemeld, steeds lager komt te liggen. Wanneer zo'n 'risicokind' eenmaal is opgemerkt, zouden de opvoeders begeleid en gesteund moeten kunnen worden in hun omgang met en stimulering van hun kind. Er zijn nog steeds heel weinig goede programma's om de ontwikkeling van deze jonge kinderen te bevorderen door begeleiding van hun opvoeders.

Om zo'n programma te kunnen opstellen, is in de eerste plaats wetenschappelijk onderzoek nodig naar de normale ontwikkeling van kinderen in hun eerste levensjaren. Via dergelijk onderzoek moeten we dan bijvoorbeeld te weten komen hoe een goede ontwikkeling in de eerste jaren eruitziet: welke eigenschappen van een baby zijn nu belangrijk voor een goede verdere ontwikkeling? Op deze eigenschappen zal zo'n programma dan met name gericht moeten worden. Daarnaast moet onderzocht worden welke ervaringen nu bevorderlijk zijn voor een goede ontwikkeling van die eigenschappen in het kind. Een voorlichtingsprogramma zal opvoeders moeten motiveren om vooral díe ervaringen extra aan het kind te verschaffen.

De eerste twee onderzoeken die in de afgelopen jaren bij Nederlandse baby's en hun ouders zijn gedaan, waren gericht op deze twee vragen die belangrijk zijn voor de opzet van begeleidingsprogramma's voor ouders en opvoeders.

Het eerste onderzoek[4]

Bij dit eerste onderzoek waren 20 kinderen van 5 en 20 kinderen van 11 maanden oud met hun ouders betrokken. De voornaamste vragen waren: bestaan er op het eind van het eerste levensjaar al grote verschillen in ontwikkeling tussen kinderen die in een stimulerende en kinderen die in een minder stimulerende omgeving opgroeien, en zijn er bepaalde kenmerken in de opvoedingssituatie die samenhangen met een goede ontwikkeling van het kind? Inderdaad bleek dat kinderen die afkomstig waren uit een milieu dat we algemeen als stimulerend kunnen aanmerken, op de leeftijd van 11 maanden al duidelijk beter ontwikkeld waren dan kinderen die uit een weinig stimulerende omgeving kwamen; de ontwikkeling van de kinderen werd gemeten met behulp van de Bayley-ontwikkelingsschalen, die een algemeen beeld geven van de psychologische ontwikkeling van een kind.

Bij het onderzoek werd ook gelet op de wijze waarop de ouders met hun kind omgingen. Zelfs al op de leeftijd van 5 maanden bleek een goede ontwikkeling van het kind samen te hangen met de manier waarop de ouders met het kind omgingen. Zo hadden kinderen met een goede ontwikkeling ouders die regelmatig met hen speelden en die bij die spelletjes ook vaak speelgoed gebruikten. Een ander opvallend kenmerk van ouders met goed ontwikkelde kinderen was dat zij het spel van hun kind niet zomaar onderbraken; wanneer het kind ergens mee bezig was, lieten zij het zijn gang gaan, maar zij reageerden wel positief als het kind uit zichzelf met hen contact zocht. Verder viel bij deze ouders op dat zij veel tegen hun kind praatten en ook terugpraatten wanneer hun kind op zijn beurt geluidjes maakte.

De resultaten van dit eerste onderzoek waren zo opmerkelijk dat besloten werd tot een uitgebreider en meer diepgaand onderzoek.

HET TWEEDE ONDERZOEK[5]

In dit onderzoek werd verder gezocht naar de ervaringen die van een baby een goed ontwikkeld kind maken; tegelijkertijd werd een programma opgezet om ouders erbij te helpen hun kind die belangrijke ervaringen te geven. Er werd met name aandacht besteed aan twee soorten ervaringen die – zo bleek uit eerdere studies en uit bepaalde theorieën – erg belangrijk zijn voor een optimale ontwikkeling van het kind, ook in latere jaren. De veronderstellingen waar in dit onderzoek van werd uitgegaan kunnen in 'regels' worden weergegeven:
1 Wanneer een baby veel positieve reacties krijgt op zijn gedrag, zal hij veel zelfvertrouwen ontwikkelen.
2 Wanneer een baby veel gelegenheid krijgt om te leren via kijken, luisteren en voelen, zal zijn vermogen om op deze wijze te leren, toenemen.

De twee bovengenoemde veronderstellingen bleken inderdaad waar te zijn: ouders die het meest positief op hun kind reageerden, hadden kinderen met het meeste zelfvertrouwen, dat zich uitte in de neiging van het kind om nieuwe dingen te onderzoeken en uit te proberen wat het daarmee allemaal bereiken kon. Ouders die hun kind veel interessante dingen lieten zien, horen en voelen en hun dus veel gelegenheid gaven om zoiets te leren, hadden kinderen die snel informatie in zich konden opnemen.

Vervolgens werd nagegaan of het mogelijk was om ouders ertoe aan te zetten hun kind extra veel van dit soort ervaringen te geven. Voor dit doel werd een werkboek samengesteld voor ouders met baby's van 9 tot 12 maanden. In dat werkboek werd in de eerste plaats uitgelegd waarom de regels van 'veel positieve reacties geven' en 'veel gelegenheid geven tot leren door kijken, luisteren en voelen' zo belangrijk zijn. Omdat die regels heel goed toegepast kunnen worden in spelletjes tussen ouder en kind, werd daarnaast een aantal concrete spelletjes beschreven die aansloten op de capaciteiten en interesses van kinderen van die leeftijd. Dit boekje bleek bij de ouders erg in de smaak te vallen: erg veel van de spelletjes werden vaak met kinderen gedaan. Daarnaast bleek het boekje ook het beoogde effect op de ouders en de kinderen te hebben: toen de kinderen een jaar oud waren, bleek uit onze tests en onze observaties dat de ouders die het boekje hadden gekregen, veel positiever reageerden op het gedrag van hun kind en dat zij hun kind veel meer interessante ervaringen lieten opdoen dan ouders die het boekje niet hadden gekregen. De kinderen van de ouders die het spelletjesboek hadden gekregen, vertoonden een groter zelfvertrouwen, zoals bleek uit hun neiging om op onderzoek uit te gaan, en bleken sneller informatie (van een plaatje) in zich op te nemen dan de andere kinderen.

Het spelletjesboek bleek dus een duidelijk stimulerend effect te hebben op de omgang tussen ouders en kind en op de ontwikkeling van de baby's. Toen de resultaten van dit tweede onderzoek eind 1977 gepubliceerd werden, bleek er vanuit de praktijk erg veel belangstelling te bestaan voor het spelletjesboek dat in dat onderzoek gebruikt was. Enerzijds kwam de vraag van ouders, ofwel omdat zij gewoon erg geïnteresseerd waren in de ontwikkeling van hun baby en naar (nog meer) mogelijkheden zochten om samen met hun kind plezierig bezig te zijn, ofwel omdat zij problemen hadden met het kind en zoveel mogelijk informatie wilden vergaren over wat zij daar zelf aan zouden kunnen doen. Anderzijds was er ook veel belangstelling van mensen die beroepshalve met jonge kinderen te maken hadden en die naar materiaal zochten dat zij konden gebruiken bij de begeleiding van ouders met jonge kinderen.

Vanwege die grote belangstelling voor het in het onderzoek gebruikte spelletjesboek is besloten het voor meer algemeen gebruik geschikt te maken, enerzijds door enkele wijzigingen aan te brengen op grond van de ervaringen die we er tijdens het onderzoek mee hebben opgedaan, anderzijds door het oorspronkelijke leeftijdsbereik van 9 tot 12 maanden uit te breiden tot de hele periode van nul tot anderhalf jaar. Alle spelletjes en tips blijven gebaseerd op de twee regels of opvoedkundige principes die al eerder werden genoemd en die in het volgende hoofdstuk nog uitgebreider besproken worden.

* De cijfers verwijzen naar de noten op pagina 36.

2
Twee belangrijke principes voor de opvoeding in de eerste levensjaren

In het vorige hoofdstuk zagen we dat twee soorten ervaringen heel belangrijk zijn voor een goede ontwikkeling in de eerste levensjaren, namelijk het krijgen van veel positieve reacties en het krijgen van veel gelegenheid tot leren via kijken, luisteren en voelen. Deze twee principes vormen de basis voor de spelletjes en tips in het tweede gedeelte van dit boek. Waarom juist deze twee soorten van ervaringen zo belangrijk zijn voor een baby, zal in dit hoofdstuk uiteengezet worden.

Wanneer een baby veel positieve reacties krijgt, ontwikkelt hij zelfvertrouwen en vertrouwen in zijn opvoeders

Effect hebben is fijn

Er zijn een aantal wetenschappelijke studies, maar ook veel observaties uit het dagelijks leven die erop wijzen dat een kind een aangeboren drang heeft om greep te krijgen op zijn omgeving: het kind wil effectief zijn in de omgang met dingen en mensen om zich heen.

Al in de tweede maand na de geboorte kan een baby erg veel plezier hebben en opgewonden raken wanneer hij merkt dat hijzèlf een interessant effect in de omgeving teweeg kan brengen. Dat ondervonden onder andere de Amerikaanse psychologen Ramey en Watson[6], toen zij wilden onderzoeken of zij 8 weken oude baby's al konden leren hoe zij zelf een mobile boven hun wieg konden laten draaien door hun hoofd te bewegen op een speciaal kussentje. De kinderen bleken het inderdaad te leren, en, meer nog, zij beleefden zoveel plezier aan het spelletje dat sommigen zelfs ontroostbaar bleken toen het experiment was afgelopen en het apparaat werd weggehaald. Hoewel het streven naar en het plezier beleven aan het beheersen van de omgeving aangeboren lijkt te zijn, bestaan er na enkele levensjaren al heel grote verschillen tussen kinderen in de mate waarin zij deze eigenschap vertonen. Sommige kinderen gaan eropuit om hun omgeving te onderzoeken en beleven veel plezier aan het oplossen van allerlei problemen, terwijl andere kinderen veel minder ondernemend en sommige zelfs apathisch zijn.

Het ontstaan van die verschillen tussen kinderen lijkt samen te hangen met de ervaringen die zij in hun eerste levensjaren opdoen. Apathie, gebrek aan interesse om de omgeving te onderzoeken en om contact te leggen met anderen zijn bijvoorbeeld juist kenmerkend voor het gedrag van kinderen die vanaf hun geboorte verwaarloosd zijn en weinig aandacht hebben gehad.[7] De vraag die nu opkomt is: welke ervaringen zijn het nu precies die die kinderen gemist hebben. Hoe kun je het afnemen van die aangeboren ondernemendheid en de toename van apathie bij sommige kinderen verklaren?

Leren en afleren

In de psychologische leertheorieën is voor dit verschijnsel wel een verklaring te vinden. In die theorieën worden verschillende manieren onderscheiden waarop kinderen bepaalde dingen kunnen leren èn afleren. Een van die vormen van leren is 'contingentie-leren', dat wil zeggen het 'leren door het opmerken van de gevolgen van de eigen daden'. Een algemeen principe bij dit soort leren is: wanneer een kind merkt dat een bepaald gedrag een positief effect heeft, dan zal het dat gedrag vaker gaan vertonen; blijkt een gedrag geen positief gevolg te hebben, dan zal het kind dat gedrag minder gaan gebruiken. We kunnen aannemen dat dit principe van leren door effect ook van toepassing is op het aangeboren streven naar beheersen van de omgeving. Wanneer een baby bij zijn pogingen om aan de omgeving reacties te ontlokken weinig of geen succes ondervindt, dan zal hij op den duur steeds minder pogingen gaan ondernemen om iets te bereiken. Men zou kunnen zeggen dat het kind gaat verwachten dat zijn daden tòch geen effect zullen hebben. Een kind daarentegen dat vanaf zijn geboorte veel positieve reacties krijgt op zijn gedrag, zal steeds meer gaan ondernemen. Zo'n kind gaat immers verwachten dat het succesvol is en het ontwikkelt zelfvertrouwen, een vertrouwen in eigen kunnen. Dat dit soort zelfvertrouwen heel belangrijk is voor een optimale ontplooiing van iemands capaciteiten, ligt niet alleen voor de hand, maar is ook in verschillende onderzoeken aangetoond: mensen die verwachten dat zij hun eigen situatie en toekomst kunnen beïnvloeden, spannen zich ook veel meer in om dat te bereiken, en hebben dus ook veel meer kans om dat voor elkaar te krijgen dan mensen die verwachten dat zij toch geen succes zullen hebben.

Reacties van mensen zijn belangrijker dan reacties van dingen
Uit het voorgaande bleek hoe belangrijk het is dat een kind vanaf zijn geboorte reacties krijgt op zijn gedrag. Nu kan men zich afvragen: moet het kind die reacties nu per se van mènsen krijgen? Zijn de effecten die het met zijn eigen lichaam of met speelgoed bereikt niet voldoende om die ondernemendheid, dat streven-naar-effecten op peil te houden? Er lijken interessante effecten genoeg te zijn: als het kind zijn ogen opendoet, verschijnt de wereld, als hij ze sluit, is alles weer weg; het kind kan zelf machtig mooie en harde geluiden voortbrengen; het kan lawaai maken met een rammelaar en dingen laten bewegen door ertegen te slaan. Toch blijken al deze op het eerste gezicht interessante effecten op zich niet voldoende te zijn. Met name de reacties die een kind in de omgang met mènsen ondervindt, blijken de aangeboren drang om te onderzoeken en iets te bereiken in stand te houden en te versterken. Er zijn verschillende redenen te noemen waarom juist die reacties van mensen voor het kind zo belangrijk zijn. In de eerste maanden na de geboorte is het kind nog nauwelijks in staat om op eigen kracht iets te bereiken. Het enige gedrag waarmee hij duidelijk effect kan sorteren, is huilen, en op huilen kunnen nu eenmaal alleen mensen reageren. Wanneer een kind veel reacties krijgt op dat huilsignaal, bijvoorbeeld in de vorm van opgepakt en geknuffeld worden of eten krijgen, dan zal dat hem een veilig gevoel geven, een vertrouwen in de wereld om hem heen. Wordt er echter op dat voornaamste signaal van de baby niet of nauwelijks gereageerd, dan zal hij een gevoel van hulpeloosheid krijgen, wat ertoe leidt dat hij apathisch wordt, zich in zichzelf keert en niet meer zal proberen om contacten met mensen of dingen aan te gaan.

Maar ook na die eerste maanden maakt de mènselijke reactie op het kind meer indruk dan welke andere soort reactie ook: de mensen in de omgeving van het kind kunnen namelijk telkens weer nieuwe en voor het kind uiterst interessante reacties op zijn gedrag geven, omdat zij, al kijkende naar het kind, kunnen zien en leren wat het leuk en interessant vindt. Dit soort gevoelige reacties, die goed zijn afgestemd op het kind, geven het ook een gevoel van geborgenheid. Het is opmerkelijk dat 'gevoelig reageren' door de opvoeder de belangrijkste factor is die het opbouwen van een veilige gehechtheidsrelatie bevordert.

Verwennen?
Een opvoeder die veel en 'gevoelig' op het gedrag van zijn kind reageert, gaat ook vaak in op het huilen van zijn kind en op andere,

meer positieve signalen van het kind waaruit blijkt dat het contact zoekt. Voorbeelden van dit soort signalen van het kind zijn: de ander aankijken en toelachen, 'praten', de handen uitstrekken om opgepakt te worden, dingen aanwijzen of aangeven, 'vragend' kijken. Door langdurig en intensief contact met het kind leert de opvoeder bepaalde signalen van het kind op te merken en gaat hij begrijpen wat ze betekenen. Iemand die de signalen van zijn kind goed opmerkt, ze juist interpreteert en er snel op reageert, wordt ook wel 'responsief' of 'sensitief' genoemd. Een vraag die voor de hand ligt is: krijg je door al dat positief reageren op de signalen van een baby nu niet een verwend kind? Met een verwend kind wordt dan bedoeld een kind dat geleerd heeft dat het bepaalde gedragingen kan gebruiken om zijn zin te krijgen, omdat altijd aan zijn wensen is tegemoetgekomen.

De meeste ontwikkelingspsychologen zijn het erover eens dat een kind in de allereerste levensmaanden gedrag (bijvoorbeeld huilen) nog niet gebruikt als een middel om iets gedaan te krijgen. In die eerste tijd is huilen nog puur een uiting van zich-niet-lekker-voelen: we kunnen ervan uitgaan dat er iets aan de hand is wanneer het kind huilt, het kind huilt niet zomaar. Soms duidt huilen op honger, koude of pijn, en het stopt dan ook zodra aan de betreffende behoeften voldaan is. Maar de meeste baby's huilen óók vaak als zij verzadigd en lekker warm in hun wieg liggen. Het is opvallend dat dàt huilen vrijwel altijd ophoudt wanneer het kind wordt opgepakt en in contact is met zijn verzorger. Kennelijk heeft een baby naast behoefte aan voedsel en warmte nòg een oerbehoefte, namelijk die aan contact met zijn verzorger. Dit contact geeft het kind een gevoel van veiligheid en geborgenheid. Als de verzorger, wanneer de baby schijnbaar zomaar huilt, het kind niet laat doorhuilen maar prompt reageert door het op te pakken, zal het kind langzamerhand leren dat het verzekerd is van contact wanneer het dat nodig heeft. Dat geeft het kind een soort basisgevoel van veiligheid dat ervoor zorgt dat het kind op den duur steeds langer zonder de directe nabijheid van zijn verzorger kan: het idee dat contact mógelijk is, geeft een voldoende veilig gevoel.

Daarom kunnen we stellen dat je een baby in die eerste maanden gewoonweg niet kùnt verwennen.

Pas in de loop van het eerste levensjaar, wanneer de intellectuele ontwikkeling van het kind wat verder gevorderd is, kan het signalen, zoals huilen, echt gaan gebruiken als middel om een bepaald doel te bereiken: bijvoorbeeld om uit de box te komen of om nog een koekje te krijgen. Het kind is dan echter ook in staat om verschillende situaties te onderscheiden en om, in verband daarmee, enkele heel eenvoudige regels te leren die de opvoeder hem stelt, bijvoorbeeld: 'als ik net in bed gelegd ben, helpt huilen mij niet om eruit te komen' en: 'als ik net een koekje gehad heb, krijg ik er niet weer een, hoe hard ik ook huil.' De opvoeder kan in dergelijke situaties, waarin hij het kind een simpele regel wil leren, tòch positief op het kind reageren (bijvoorbeeld door vriendelijk tegen het kind te praten of het af te leiden), zonder echt direct aan de wensen van het kind tegemoet te komen. Wanneer het kind in de eerste maanden, doordat het steeds veel positieve reacties gehad heeft, een basisgevoel van vertrouwen en veiligheid heeft opgebouwd, zal dat echt niet geschaad worden door het invoeren van enkele regels waarbij het kind niet steeds zijn zin krijgt!

Veel positief reageren betekent ook niet dat opvoeders vanaf het begin angstvallig op àlle signalen van het kind moeten reageren, omdat zij anders de ontwikkeling van dat basisvertrouwen zouden schaden. Bij een actief en ondernemend kind (en kinderen worden actiever naarmate zij meer positieve reacties krijgen!) zou dat welhaast een onmogelijke opgave zijn. Bovendien heeft elke opvoeder wel eens 'zijn dag niet'. Het gaat erom dat het kind zich veilig en geborgen kan voelen, doordat het leert dat zijn signalen over het algemeen effect hebben.

'Sensitief' of 'responsief' reageren bevordert de ontwikkeling: onderzoeksgegevens

Niet alleen meer theoretische redeneringen zoals in het voorafgaande, maar ook onderzoeksgegevens wijzen erop dat het krijgen van veel positieve reacties een baby niet tot een verwend kind maakt, maar juist tot een zelfstandig, ondernemend kind met veel zelfvertrouwen. Belangrijk onderzoek op dit gebied is dat van de Amerikaanse psychologe Mary Ainsworth en haar medewerkers, die baby's in de dagelijkse omgang met hun opvoeders observeerden en gedurende een langere periode volgden. Kinderen van responsieve ouders bleken aan het eind van het eerste levensjaar een aantal opvallende positieve eigenschappen ontwikkeld te hebben.

Zo bleken kinderen van moeders die vanaf de geboorte veel en snel op het huilen van hun baby hadden gereageerd, op het eind van het eerste levensjaar minder te huilen dan kinderen van moeders die hun kind vaak hadden laten doorhuilen. De kinderen van deze responsieve moeders bleken rond hun eerste verjaardag bovendien beter in staat tot communicatie met hun opvoeders via geluiden, gebaren en gezichtsuitdrukkingen. Doordat deze moeders goed op die signalen letten en ze juist interpreteren, zal het kind aangemoedigd worden om vaker en steeds meer genuanceerde signalen te gebruiken. Ook werd gevonden dat kinderen die door hun moeder vaak waren opgepakt wanneer zij de wens daartoe te kennen gaven, er in de loop van het eerste jaar steeds minder op aandrongen om opgepakt te worden. Zij genoten wel van een knuffelpartijtje, maar protesteerden niet wanneer zij daarna weer neergezet werden en gingen tevreden weer aan het spelen. Juist kinderen die niet vaak opgepakt waren wanneer zij daaraan behoefte hadden, wilden later veelal opgepakt worden en protesteerden wanneer ze dan weer werden neergezet. Mary Ainsworth constateerde ten slotte ook dat kinderen van responsieve moeders gehoorzamer waren dan kinderen van moeders die niet zoveel op de signalen van hun baby hadden gereageerd; zij gaven eerder blijk van een eigen 'geweten', in zoverre zij zich ook buiten de directe nabijheid van de moeders aan bepaalde regels hielden.

Mary Ainsworth was in de jaren zeventig de eerste die onderzoek deed naar de ontwikkeling van gehechtheidsrelaties tussen baby's en hun opvoeders. In de jaren daarna is er op dit gebied enorm veel nieuw onderzoek verricht.[8] Ook dit onderzoek heeft duidelijk gemaakt hoe belangrijk sensitief reageren op signalen van jonge kinderen voor hun ontwikkeling is. Als een opvoeder voldoende sensitief op een baby reageert, leert het kind de opvoeder te gebruiken als een veilige basis van waaruit het zonder al te veel angst de omgeving kan gaan verkennen. Zo'n veilige gehechtheidsrelatie in de eerste levensjaren blijkt samen te hangen met een goede sociale en emotionele ontwikkeling in latere jaren.

Uit ons eigen onderzoek[5] bleek dat kinderen meer ondernemend waren naarmate zij van hun opvoeders meer respons op hun signalen hadden gehad: kinderen van responsieve ouders besteedden meer tijd aan het onderzoeken van nieuwe dingen en probeerden op veel meer verschillende manieren uit wat zij met die dingen allemaal doen konden dan kinderen van minder responsieve ouders. Kinderen van responsieve ouders bleken op het eind van het eerste levensjaar ook sneller verband te leggen tussen hun eigen daden en de gevolgen daarvan. Zij bleken sneller dan de andere kinderen te leren hoe zij zelf een interessante gebeurtenis (het verschijnen van kleurendia's op een scherm) weer konden oproepen door op een knop te drukken.

We hebben de kinderen die als baby aan dit onderzoek hebben meegedaan, weer opgezocht toen ze op de basisschool zaten. In die vervolgstudies bleek de responsiviteit van opvoeders in het eerste levensjaar ook op langere termijn een positief effect te hebben op de ontwikkeling van kinderen: kinderen van ouders die in het eerste jaar hadden meegedaan aan een responsiviteit-bevorderend voorlichtingsprogramma, bleken op de basisschool opvallend competent en hadden relatief veel zelfvertrouwen.[1]

WANNEER EEN BABY VEEL GELEGENHEID KRIJGT OM TE LEREN VIA KIJKEN, LUISTEREN EN VOELEN, ZAL ZIJN VERMOGEN OM OP DEZE WIJZE TE LEREN, TOENEMEN

Terwijl het krijgen van veel positieve reacties belangrijk is voor de ontwikkeling van vertrouwen in zichzelf en in anderen, is het krijgen van gelegenheid tot leren-via-de-zintuigen een soort ervaring die bijdraagt tot een goede intellectuele ontwikkeling.

Denken in de eerste 18 maanden
Een pasgeboren kind weet nog niets over de wereld waarin het terecht is gekomen. Door te kijken, te luisteren, te voelen en te ruiken zal het in zijn geheugen langzamerhand een beeld gaan opbouwen van dingen, mensen en gebeurtenissen waarmee het geconfronteerd wordt. Die geheugenbeelden gaan een belangrijke rol spelen bij later optredende hogere denkprocessen, zoals combineren, redeneren en fantaseren. Die beelden vormen als het ware het materiaal, de grondstof die in de denkactiviteit bewerkt en verwerkt wordt.

Ook in de eerste 18 maanden, de zogenaamde 'voortalige periode', gebruikt een kind al geheugenbeelden bij aanvankelijk heel simpele maar later veel meer ingewikkelde vormen van denken. Het meest fundamentele denkproces waarbij een geheugenbeeld gebruikt wordt, is het herkennen van iets wat je waarneemt: herkennen, ofwel iets kunnen bestempelen als 'nieuw' of 'bekend', is het resultaat van een vergelijking van wat men nú ziet, hoort, voelt of ruikt met een geheugenbeeld van dingen die men eerder gezien, gehoord, gevoeld of geroken heeft. Herkennen van gezichten kan al enkele maanden na de geboorte optreden; al eerder kan een kind laten blijken dat een stem hem bekend voorkomt, en herkenning van de moeder aan haar geur is recentelijk al bij pasgeborenen aangetoond.

Het zich herinneren is een denkproces van een iets hogere orde, dat pas in de tweede helft van het eerste levensjaar gaat optreden. Wanneer een kind zich iets herinnert, betekent dat dat het op eigen kracht, zonder daartoe te worden aangezet door dingen die het nu waarneemt, beelden uit zijn geheugen kan ophalen. Een voorbeeld van een spelletje waarbij een kind blijk geeft van herinneringsvermogen, is het zoeken naar iets wat voor zijn ogen verstopt is. Rond de negende maand kan het kind zich het beeld van het verstopte ding zelf weer voor de geest halen en gaat het zoeken; vóór die tijd kan het kind dat beeld nog niet oproepen, het is het ding vergeten en zoekt dan ook niet.

Een nog hogere vorm van werken-met-geheugenbeelden zien we bij het 'doen alsof' en ander fantasiespel, dat pas tegen het eind van de voortalige periode gaat optreden. Wanneer een kind 'doet alsof', bijvoorbeeld zijn pop denkbeeldig eten geeft, of met een stok al brommende 'stofzuigt', geeft het er blijk van zich te kunnen losmaken van de concrete werkelijkheid en puur met 'beelden' te kunnen spelen.

Hoe bouwt een kind geheugenbeelden op?
Met een 'geheugenbeeld' bedoelen we informatie, kennis over een stukje van de werkelijkheid: mensen, dingen, gebeurtenissen. De enige manier waarop een baby die kennis kan opdoen is via zijn zintuigen. Terwijl de baby kijkt, luistert, voelt, ruikt, kan hij over het waargenomene informatie opslaan in zijn geheugen. Maar waarnemen betekent niet per se altijd dat het waargenomene verwerkt en opgeslagen wordt! Wil een kind iets opslaan over wat het ziet en hoort, dan moet het daarvoor in de eerste plaats aandacht hebben; die aandacht is het die ervoor zorgt dat er iets over het waargenomene in de vorm van geheugenbeelden wordt opgeslagen.

Zo'n 'innerlijk beeld' van iets in de buitenwereld wordt niet ineens, maar stukje voor stukje in het geheugen opgebouwd. Een baby kan vergeleken worden met een kunstschilder die iets wat hij ziet, wil afbeelden: steeds weer krijgt een ander stukje van het te schilderen object de aandacht en wordt op het doek vastgelegd; zo groeit het schilderij geleidelijk en wordt het steeds completer. Wanneer de aandacht van een kind getrokken wordt naar iets in zijn omgeving, zal die aandacht achtereenvolgens gericht worden op verschillende delen of kenmerken daarvan. Eerst is er aandacht voor een sterk in het oog springend kenmerk, zoals kleur, vorm of een sterk contrast; over zo'n kenmerk wordt dan in het geheugen informatie opgeslagen. Wanneer dat is vastgelegd en het kind dat deel of kenmerk 'kent', vindt het dat niet meer zo interessant en zal zijn aandacht verschuiven naar een ander, minder opvallend deel, waarover dàn weer informatie wordt opgeslagen.

Ook een pasgeboren baby blijkt zo al kennis te kunnen opdoen over wat hij waarneemt. Dat gaat echter nog zo langzaam dat die pasgeborene niet verder komt dan het vastleggen en heel kort onthouden van de meest opvallende eigenschappen van dingen zoals kleur, grootte en beweging.

Naarmate het kind ouder wordt, kan het sneller informatie opslaan over de verschillende kenmerken van iets wat het waarneemt; daarom kan het ook een meer compleet geheugenbeeld opbouwen, waarin ook minder opvallende kenmerken en kleine details zijn opgenomen. Terwijl bijvoorbeeld een baby van enkele weken oud dingen alleen herkent aan opvallende kenmerken als kleur, grootte en beweging, kan een 6 maanden oud kind al verschillende gezichten herkennen en onderscheiden, hetgeen betekent dat het van bepaalde gezichten al een heel gedetailleerd beeld heeft opgebouwd.

Hetzelfde geldt voor het onthouden en herkennen van dingen die een kind hoort. Aanvankelijk zal een baby alleen aandacht besteden aan en informatie opslaan over simpele kenmerken als intonatie en luidheid van tegen hem gesproken zinnen, waardoor hij in staat is om onderscheid te maken tussen boze en vriendelijke, vragende en bevelende zinnen. Later, in de tweede helft van het eerste levensjaar, gaat hij ook klankcombinaties onthouden en herkennen, zodat hij ook de namen van dingen en mensen en eenvoudige gesproken opdrachtjes kan begrijpen.

Snelle en langzame leerders

In het voorgaande werd al vermeld dat een kind, naarmate het ouder wordt, steeds sneller èn completer geheugenbeelden kan opslaan. Maar er bestaan niet alleen verschillen tussen kinderen van verschillende leeftijden. Ook wanneer we één leeftijdsgroep bekijken, blijken er grote verschillen te bestaan in de snelheid en nauwkeurigheid waarmee verschillende kinderen informatie opslaan over de dingen die zij waarnemen. Deze verschillen kunnen worden aangetoond door middel van de volgende proef, die al bij heel jonge baby's kan worden afgenomen. Het kind, dat in een speciaal stoeltje zit, krijgt op een scherm een aantal keren achtereen hetzelfde plaatje te zien (bijvoorbeeld telkens 20 seconden, waarna het plaatje weer verdwijnt). Daarbij wordt gelet op de aandacht die het kind elke keer voor het plaatje vertoont, dit wil zeggen, er wordt bepaald hoe lang het kind telkens het plaatje bekijkt. Wanneer het plaatje niet al te ingewikkeld is, zien we dat de aandacht van het kind langzaam afneemt: na een tijdje zal het nauwelijks meer naar het plaatje kijken. We kunnen dan aannemen dat het kind een geheugenbeeld van het plaatje heeft opgebouwd: het 'kent' het nu, het is niet meer nieuw en daarom niet meer interessant voor het kind. Dat het kind het plaatje inderdaad heeft 'opgeslagen' in zijn geheugen, blijkt wanneer we opeens een plaatje laten zien dat net iets anders is dan dat waarvoor de aandacht van het kind zojuist was afgenomen: wanneer de interesse van het kind ineens weer toeneemt, moet het kind het verschil met het eerste plaatje hebben opgemerkt en moet het dus ook een geheugenbeeld van dat plaatje hebben gehad.

Het opvallende bij deze proef is nu dat sommige kinderen al heel snel minder aandacht voor het plaatje gaan vertonen en verschil zien wanneer het veranderd wordt, terwijl andere kinderen veel langer tijd nodig hebben om er zich een beeld van te vormen.

In dezelfde tijd als waarin de 'snelle leerders' al een heel goed geheugenbeeld hebben opgebouwd, hebben de 'langzame leerders' zich er nog maar een heel onvolledig beeld van gevormd: zij hebben pas voor de meest opvallende kenmerken van het plaatje aandacht gehad.

Het is niet verwonderlijk dat deze verschillen in leersnelheid heel belangrijk blijken te zijn voor de verdere intellectuele ontwikkeling van een kind.[9] Bij heel veel problemen en opgaven die een kind – ook op school – tegenkomt, gaat het erom snel een beeld te krijgen van de situatie, aandacht te besteden aan bepaalde, soms heel onopvallende kenmerken van die situatie en kleine verschillen tussen situaties op te merken. Een kind dat snel informatie in zich kan opnemen, zal in dezelfde tijd (en we krijgen vaak maar beperkt tijd voor het oplossen van een probleem!) beter in staat zijn om zo'n probleem op te lossen dan een kind dat trager opmerkt en leert. Daar komt nog eens bij dat een 'snelle leerder', omdat hij minder tijd nodig heeft om dingen in zich op te nemen, in dezelfde tijdsspanne veel meer kan leren, dit wil zeggen meer kennis kan vergaren over de wereld om hem heen dan een kind dat veel trager is in het opmerken en verwerken van informatie.

Oefening baart kunst

Natuurlijk zullen er, zoals in haast alle menselijke eigenschappen, wel aangeboren of erfelijke verschillen zijn in de snelheid waarmee verschillende kinderen leren. De omgeving waarin een kind opgroeit, draagt echter ook in sterke mate bij tot de verschillen die in dit opzicht tussen kinderen ontstaan.

Er zijn sterke aanwijzingen dat het vermogen tot het opslaan van informatie over wat waargenomen wordt, door oefening vergroot kan worden. Met andere woorden: hoe vaker een kind al geheugenbeelden heeft opgeslagen, des te sneller en gemakkelijker zal het nieuwe informatie in zich opnemen: het kind 'leert te leren'. Dit principe van 'oefening baart' kunst bij het leren-via-de-waarneming is met name door twee factoren te verklaren.

In de eerste plaats zal een kind, naarmate het in het verleden al meer informatie over allerlei dingen heeft opgeslagen, meer kennis over de buitenwereld hebben. Dit betekent dat het ook meer kans heeft om iets bekends te ontdekken in nieuwe dingen waarmee het geconfronteerd wordt, hetgeen het opbouwen van een beeld daarvan zal vergemakkelijken.

Daarnaast leert het kind door oefening ook steeds beter de strategie van het informatie opslaan: het proces waarbij de aandacht achtereenvolgens verschuift van de meest in het oog springende naar minder opvallende kenmerken van het waargenomene, gaat steeds sneller en soepeler verlopen. In hoeverre een kind zijn vermogen tot het opnemen en verwerken van informatie zal ontwikkelen, is dus mede afhankelijk van de gelegenheid die het krijgt om zijn aandacht te richten op allerlei interessante dingen in zijn omgeving en daarover informatie op te doen.

Gelegenheid tot leren door kijken, luisteren en voelen
Zeker in de eerste anderhalf jaar zijn het de opvoeders die het kind de gelegenheid kunnen geven tot leren-via-de-zintuigen, en wel op twee manieren.

In de eerste plaats verschaft de opvoeder het kind als het ware het materiaal waar het zijn aandacht op kan richten en waar het kennis over kan opdoen. De opvoeder bepaalt hoe de directe omgeving van de wieg van het kind eruitziet, hoe vaak het kind hem te zien en te horen krijgt, welke voorwerpen het krijgt om te onderzoeken en mee te spelen en hoeveel bewegingsvrijheid het kind krijgt om in huis van alles te ontdekken. Al eerder in dit hoofdstuk werd benadrukt dat een kind vooral leert van dingen waar het aandacht voor heeft, die hem interesseren. Bij keuze van materiaal dat zij hun kind geven om te onderzoeken en mee te spelen, moet er dus vooral op gelet worden dat de interesse van het kind gewekt en vastgehouden wordt. Belangrijke stelregels daarbij zijn:
- Kies dingen die passen bij het ontwikkelingsniveau van het kind op dat moment; dingen die een kind uitdagen omdat er iets nieuws voor hem inzit of omdat het er bepaalde vaardigheden mee kan oefenen, interesseren het kind en geven het plezier. Het is daarom belangrijk te weten wat een kind op een bepaald moment ongeveer kan; dat kan door erover te lezen (bijvoorbeeld in de tweede helft van dit boek), maar natuurlijk ook door gewoon goed te kijken naar het kind en op te letten waar het mee bezig is en waar het speciaal plezier in heeft.

- Geef het kind gelegenheid dingen goed te leren kennen, door het steeds weer met die dingen in contact te brengen: een kind, en zeker een heel jonge baby, leert alleen de eigenschappen van dingen en mensen kennen door ze steeds weer op te merken. In de fase waarin een kind iets nieuws nog moet leren kennen, is juist herhaling heel interessant: wanneer een baby iets enkele malen gezien of gehoord heeft, lacht hij vaak van plezier omdat hij er al iets in herkent!
- Wanneer een kind bepaalde dingen eenmaal goed kent, zijn kleine variaties op dat bekende thema voor hem heel interessant: het herkent er dan iets in, maar de nieuwe elementen erin zetten hem aan het denken. Als het kind bijvoorbeeld het gezicht van zijn moeder eenmaal goed kent, is diezelfde moeder met een hoedje op, of met haar bril af, een heel spannend schouwspel.
- Geef het kind niet te veel stimulatie tegelijk. Wanneer er in de directe omgeving heel veel dingen zijn die de aandacht van het kind trekken, zal het niet zo lang aandacht voor één afzonderlijk ding kunnen opbrengen, en dat is nu juist zo belangrijk voor het goed kunnen onderzoeken van die dingen en voor het leren spelen.

Niet alleen door de keuze van het materiaal dat hij het kind biedt, maar ook – en juist! – door samen met het kind dingen te doen, geeft de opvoeder zijn kind de gelegenheid om bepaalde interessante dingen in de wereld om hem heen op te merken en er iets over te leren. Die opvoeder kan namelijk spelenderwijs bepaalde dingen onder de aandacht van het kind brengen, die het anders niet of minder zouden zijn opgevallen. Dat kan bijvoorbeeld door veel 'gesprekjes' met de baby te houden, door bepaalde interessante dingen te laten zien of voor te doen, door dingen in de buurt (en later ook verder weg) aan te wijzen, door iets te vertellen over de dingen waar het kind naar kijkt en luistert en die het voelt of ruikt.

Ook voor het op deze speelse manier aanmoedigen van de aandacht van het kind geldt dat 'te veel' net zo erg is als 'te weinig': het is belangrijk dat een kind met nieuwe, interessante dingen geconfronteerd wordt, maar het is ook belangrijk dat het die dingen geheel op zijn gemak, zonder meteen weer afgeleid te worden, kan bekijken en onderzoeken.

In het in hoofdstuk 1 beschreven 'tweede baby-onderzoek' is het belang van veel gelegenheid tot leren-via-de-waarneming voor de intellectuele ontwikkeling van het kind duidelijk gebleken. Bij de honderd 9 maanden oude baby's die bij dit onderzoek betrokken waren, werd via de eerder beschreven plaatjesproef de snelheid bepaald waarmee de kinderen leerden hoe die plaatjes eruitzagen. Deze leersnelheid bleek inderdaad samen te hangen met de mate waarin de ouders hun kind gelegenheid gaven om interessante dingen te bekijken en te beluisteren: de kinderen die snel leerden, hadden ouders die hun kind veel interessante dingen gaven om te bekijken, die hun geregeld dingen lieten zien, aanwezen en voordeden en die veel tegen hun kind praatten. Het bleek ook mogelijk ouders te leren hoe zij de interesse van hun kind voor de dingen om hen heen konden aanmoedigen: de door ons begeleide ouders gingen leren op de eerder beschreven manier de aandacht van hun baby te stimuleren, en de kinderen gingen daarbij ook in leersnelheid vooruit.

Ten slotte nog eens die twee belangrijke regels
1 *Reageer heel positief op de signalen van het kind en andere initiatieven tot contact.* Prijs het kind voor zijn inspanningen en prestaties. Dat geeft het kind zelfvertrouwen en bevordert een goede band met zijn opvoeders.
2 *Speel in op de interesse van het kind en geef het zo de gelegenheid veel te leren door te kijken, te luisteren, te voelen en te ruiken.* Wanneer het kind ergens aandacht voor heeft, zal het er spelenderwijs en met veel plezier van alles over leren, en zo ook zijn leervermogen vergroten.

3
Het gemiddelde kind bestaat niet!

In het vorige hoofdstuk werden twee algemene regels voor de opvoeding in de eerste levensjaren besproken. In hun algemeenheid gaan die regels op voor alle baby's; voor elke baby afzonderlijk geldt namelijk:
- als dit kind veel positieve reacties krijgt, zal het meer een gevoel van veiligheid en vertrouwen krijgen dan wanneer het weinig of geen positieve reacties zou ondervinden;
- als dit kind veel gelegenheid krijgt tot leren-via-waarnemen, zal het dit leervermogen beter ontwikkelen dan wanneer het daartoe weinig gelegenheid krijgt.

In bovenstaande formulering van de twee regels wordt een kind alleen met zichzelf vergeleken; er wordt namelijk een vergelijking gemaakt tussen zijn ontwikkeling wanneer het wèl en wanneer het niet bepaalde ervaringen opdoet. Eigenlijk is dit de enige vergelijking die gemaakt zou mogen worden om de invloed van bepaalde ervaringen op de ontwikkeling te laten zien. We mogen namelijk niet zonder meer verschillende kinderen met elkaar vergelijken, bijvoorbeeld door te stellen: 'dit kind is meer ondernemend dan dat kind, dus het heeft meer positieve reacties gehad van zijn opvoeders', of: 'dit kind is minder opmerkzaam en leert minder snel dan dat kind, dus heeft het van zijn ouders minder gelegenheid gehad om zijn aandacht en leervermogen te oefenen.'

We zouden deze conclusies alleen mogen trekken als elk kind bij zijn geboorte een 'onbeschreven blad' zou zijn, zodat een bepaalde manier van opvoeden bij alle kinderen dezelfde uitwerking zou hebben. Door onderzoek naar verschillen in gedrag tussen pasgeborenen begint het echter steeds duidelijker te worden dat er tussen baby's heel grote verschillen bestaan in wat we temperament kunnen noemen. Deze verschillen drukken vanaf het begin een stempel op de wisselwerking tussen kind en opvoeder en dragen daarom in belangrijke mate bij tot de verschillen in ontwikkeling en gedrag zoals die bij oudere kinderen steeds meer gaan opvallen. Ouders van meerdere kinderen zullen erkennen dat zij met de verschillende kinderen niet op dezelfde manier omgaan; het ene kind lokt bij hen heel ander gedrag uit dan het andere. Het is heel goed mogelijk dat hetzelfde gedrag van de ouders op twee kinderen binnen één gezin een heel andere uitwerking heeft.

Aangeboren verschillen die maken dat de ene baby heel anders reageert dan de andere, en die verschillende baby's dus eigenlijk onvergelijkbaar maken, liggen onder andere op de volgende vijf gebieden.[10]

1 Prikkelbaarheid, ofwel de gevoeligheid voor zintuiglijke indrukken. Terwijl sommige baby's al op het minste geluid of op de minste aanraking of verandering in hun gezichtsveld reageren, blijken andere veel minder gevoelig te zijn en pas op veel sterkere stimulatie een reactie te vertonen. Om die verschillende kinderen nu op de juiste manier te stimuleren, in de zin van het wekken van hun interesse en het ervoor zorgen dat zij aandachtig en met plezier bezig kunnen zijn, is een heel verschillende aanpak nodig: een relatief ongevoelig kind heeft daartoe meer prikkeling nodig dan een wat gevoeliger kind, terwijl sommige overgevoelige kinderen zelfs tegen een overmaat van prikkeling beschermd moeten worden.

2 Intensiteit van reacties. Mogelijk ook in verband met deze verschillen in prikkelgevoeligheid zijn er ook grote verschillen in de heftigheid waarmee verschillende kinderen op bepaalde prikkels reageren. Sommige baby's huilen bijvoorbeeld veel harder bij honger, pijn of schrik en zijn ook veel moeilijker te kalmeren. In het vorige hoofdstuk werd steeds benadrukt dat het ervaren van veel positieve reacties op huilen, in de vorm van getroost en gekalmeerd worden, voor een baby heel belangrijk is omdat hij er een fundamenteel gevoel van veiligheid en geborgenheid door krijgt. Maar het zal duidelijk zijn dat het veel moeilijker is om een heftig reagerend kind te kalmeren dan een kind dat minder gauw over zijn toeren raakt en sneller kalmeert door tussenkomst van zijn verzorger.

3 Activiteitsniveau. De mate van motorische activiteit is ook een eigenschap waarin baby's vanaf hun geboorte verschillen en die hen over een lange periode zal blijven kenmerken. Terwijl sommige kinderen over het algemeen rustig en passief zijn, zijn andere veel beweeglijker. Er zijn aanwijzingen dat passieve kinderen, in vergelijking met meer actieve, meer stimulering door hun opvoeders nodig hebben om zich optimaal te ontwikkelen. Deze passievere baby's zijn meestal ook kwetsbaarder: het opgroeien in een weinig stimulerende omgeving zal op hen veel eerder een schadelijke uitwerking hebben dan op meer actieve kinderen. Het actieve kind is immers voor zijn stimulatie minder afhankelijk van anderen, het verschaft zichzèlf meer stimulatie, doordat het zich meer verplaatst, dingen manipuleert en de aandacht van anderen trekt.

4 Sociale gerichtheid. Het is opvallend dat sommige kinderen erg gericht zijn op de *mensen* in hun omgeving en ook veel reageren op wat die mensen doen, terwijl andere kinderen (die over het algemeen ook motorisch wat passiever zijn) veel meer interesse vertonen voor *dingen,* daar als het ware 'in zichzelf gekeerd' mee bezig kunnen zijn en weinig letten en reageren op personen om hen heen. In het vorige hoofdstuk zagen we dat het belangrijk is om de interesse van een baby voor zijn omgeving aan te moedigen en hem zo de gelegenheid te geven om over die omgeving te leren. Het zal duidelijk zijn dat we heel verschillend te werk moeten gaan om de aandacht van deze zo verschillende kinderen voor hun omgeving te bevorderen: terwijl de aandacht van de meer sociaal gerichte kinderen via 'sociale spelletjes' op voorwerpen gericht kan worden, is het bij meer in dingen geïnteresseerde kinderen zaak om, via spelletjes met objecten, ook eens de aandacht te richten op mensen en hun bezigheden.

5 Knuffelbehoefte. Het is een algemene stelregel dat bijna niets zo belangrijk is voor een jong kind dan op zijn tijd eens lekker geknuffeld te worden; de meeste ouders hoeven daar echt niet toe te worden aangemoedigd, omdat zij zelf ook veel genoegen beleven aan het koesteren en tegen zich aan houden van hun baby. Het wekt dan ook vaak verwondering en teleurstelling wanneer blijkt dat een baby het niet zo op prijs stelt geknuffeld te worden en zich er zelfs tegen verzet. Dit niet-geknuffeld-willen-worden mag niet geïnterpreteerd worden als een afwijzing van contact met de ouders: deze kinderen kunnen even sterk gehecht raken aan hun opvoeders en zijn even sterk op hen gericht; alleen zoeken zij bij voorkeur een andere vorm van contact, zoals bijvoorbeeld door hen aan te kijken of, op latere leeftijd, door praten. De niet-knuffelaars verzetten zich dus niet tegen het contact op zich, maar tegen déze vorm ervan, waardoor zij zich in hun bewegingsvrijheid belemmerd voelen; het is dan ook niet verwonderlijk dat deze niet-knuffelbaby's meestal heel actieve kinderen zijn. Een stimulerende, positief reagerende omgeving is voor niet-knuffelbaby's even belangrijk als voor knuffelaars, maar het concrete gedrag waarmee opvoeders deze twee typen kinderen stimuleren en belonen zal heel verschillend zijn: terwijl voor knuffelkinderen lichamelijk contact heel belonend kan zijn, zal de opvoeder van een niet-knuffelaar moeten leren werken met verbale aanmoedigingen en andere vormen van stimulering die meer op de vertezintuigen, namelijk gehoor en gezicht, gericht zijn.

Conclusie
Uit het voorafgaande is gebleken dat de twee opvoedkundige regels waarin het belang van veel positief reageren op de baby en van het aanmoedigen van zijn interesse wordt benadrukt, wel op elk kind van toepassing zijn, maar niet voor elk kind in dezelfde mate of in de concrete uitwerking ervan. Wat het ene kind als een positieve reactie ervaart, hoeft dat voor een ander kind helemaal niet te zijn, en wat betreft het stimuleren van het aandachtig bezig zijn: door individuele verschillen tussen baby's is er grote variatie in de mate waarin deze stimulatie voor een kind nodig is, in de soort activiteiten of spelletjes die daarbij geschikt zijn, en de moeite die opvoeders moeten doen om een bepaald resultaat te kunnen zien.

Het is niet te vermijden om bij het schrijven van een boek als dit af en toe uit te gaan van het 'gemiddelde kind' van deze leeftijd. Dat 'gemiddelde kind' is echter een statistisch begrip, we komen het in de praktijk niet tegen; wat we wèl tegenkomen is een hele verzameling normale kinderen die allen in meer of mindere mate van dat gemiddelde afwijken, zowel in ontwikkelingssnelheid en in ontwikkelingspatroon (een kind ontwikkelt zich niet op alle gebieden even snel) als in individuele geaardheid. Het zou dan ook heel verwonderlijk zijn als een kind precies het ontwikkelingstempo van het 'gemiddelde kind' in dit boek zou volgen, en in alle spelletjes geïnteresseerd zou zijn.

Literatuur

1. Riksen-Walraven, J. (1996). 'Programma's voor ouders met jonge kinderen: Werken aan veerkracht en veiligheid'. In: A. Harpman & L. Tavecchio (red.), *Opvoeding als evenwichtskunst: Pedagogiek voor 0- tot 2-jarigen* (Hoofdstuk 9, pag. 135-153). Alphen aan den Rijn: Samson HD Tjeenk Willink.
2. Riksen-Walraven, J. (red.) (1994). *Instapje: Ontwikkeling en evaluatie van een thuisstimuleringsprogramma voor Surinaamse opvoeders met een kind van één jaar.* Rijswijk: Ministerie van WVC, Grijze Reeks nr. 15.
3. Juffer, F. (1993) *Verbonden door adoptie: Een experimenteel onderzoek naar hechting en competentie in gezinnen met een adoptiebaby.* Amersfoort: Academische Uitgeverij.
4. Walraven, J. (1973). 'Vroegkinderlijke ontwikkeling, omgevingsfactoren en milieu'. In: *Gedrag, 4-5,* pag. 259-278.
5. Riksen-Walraven, J. (1977). *Stimulering van de vroegkinderlijke ontwikkeling: een interventie-experiment.* Amsterdam/Lisse: Swets & Zeitlinger.
6. Watson, J. & Ramey, C. (1972). 'Reactions to response-contingent stimulation in early infancy'. *Merrill-Palmer Quarterly of Behavior and Development,* 18, pag. 218-223.
7. De Amerikaanse psycholoog Ramey en zijn medewerkers beschrijven observaties en behandeling van enkele van deze 'verwaarloosde' kinderen in:
Ramey, C., Hieger, L., & Klisz, D. (1972). 'Synchronous reinforcement of vocal responses in failure-to-thrive infants'. In: *Child Development,* 43, pag. 1449-1455.
Ramey, C., Starr, R., Pallas, J., Whitten, C., & Reed, V. (1975). 'Nutrition, response-contingent stimulation and the maternal deprivation syndrome: results of an early intervention program'. In: *Merrill-Palmer Quarterly of Behavior and Development,* 21, pag. 45-54.
8. Voor een Nederlandstalig overzicht van onderzoek op het gebied van gehechtheid tussen ouders en kinderen zie:
Van IJzendoorn, M. (1994). *Gehechtheid van ouders en kinderen: Intergenerationele overdracht van gehechtheid in theorie, (klinisch) onderzoek en gevalsbeschrijvingen.* Houten/Zaventem: Bohn Stafleu Van Loghum.

9. McCall, R. & Carriger, M. (1993). 'A meta-analysis of infant habituation and recognition memory performance as predictors of later IQ.' In: *Child Development*, 64, pag. 57-79.
10. Er is in de afgelopen jaren veel geschreven over verschillen in temperament bij jonge kinderen. Zie bijvoorbeeld:
Van den Boom, D. (1996). 'Het ene kind is het andere niet.' In: A. Harpman & L. Tavecchio (red.), *Opvoeding als evenwichtskunst: Pedagogiek voor 0- tot 2-jarigen* (Hoofdstuk 5, pag. 75-89). Alphen aan den Rijn: Samson HD Tjeenk Willink.

II
PRAKTIJK

Beschrijving van de ontwikkeling en spelletjes en tips

4
Inleiding bij het praktische deel

Iets over de opzet

In dit tweede gedeelte van het boek vindt u een overzicht van de ontwikkeling van het kind van 0 tot 1½ jaar en daarnaast een verzameling concrete spelletjes en tips die u kunnen helpen om op de ontwikkeling van uw kind in te spelen. De tips en spelletjes zijn gebaseerd op de twee belangrijke opvoedkundige principes die in hoofdstuk 2 van het eerste deel werden beschreven.

De ontwikkeling van 0 tot 1½ jaar is hier verdeeld in vijf perioden die achtereenvolgens behandeld worden. Die perioden zijn de vier kwartalen van het eerste jaar (0-3, 3-6, 6-9 en 9-12 maanden) en ten slotte de leeftijdsfase van 12 tot 18 maanden.

Elk van de vijf delen wordt ingeleid door een beschrijving van de ontwikkeling van het kind in deze periode. Hierbij wordt systematisch aandacht besteed aan verschillende gebieden van de ontwikkeling: waarneming en interesse, leren en denken, taal, sociale ontwikkeling, houding en beweging en het omgaan met voorwerpen. Daarna volgen spelletjes en tips die bij de ontwikkeling in die periode passen. Het is erg belangrijk om niet alleen de spelletjes, maar ook de beschrijving van de ontwikkeling te lezen. Stimulerend met uw kind bezig zijn betekent immers inspelen op zijn interesse en dus op zijn ontwikkelingsniveau, want een kind is met name geïnteresseerd in dingen die niet te moeilijk maar ook niet te gemakkelijk voor hem zijn. Het is daarom belangrijk om te weten waartoe uw kind in een bepaalde periode globaal in staat is. Natuurlijk is het waar dat iemand die geïnteresseerd is in zijn kind en er goed naar kijkt en luistert, er heel goed achter kan komen waartoe het kind in staat is en waar zijn interesses liggen. Maar jammer genoeg komt het ook vaak voor dat mensen helemaal niet opmerken dat hun kind bepaalde dingen kan, gewoon omdat zij er al bij voorbaat van overtuigd zijn dat een kind van die leeftijd daartoe tòch nog niet in staat is. Wanneer iemand denkt dat een kind van 10 maanden nog niet kan begrijpen wat er tegen hem gezegd wordt, zal hij de noodzaak er niet van inzien om veel tegen het kind te praten, wat dan weer tot gevolg heeft dat het kind inderdaad niet zoveel taal leert begrijpen als mogelijk zou zijn!

Het lijkt wat tegenstrijdig dat hier een indeling in leeftijdsperioden gehanteerd wordt, terwijl juist zo sterk benadrukt is dat het 'gemiddelde kind' niet bestaat en dat we het maken van vergelijkingen tussen verschillende kinderen zoveel mogelijk moeten vermijden (zie hoofdstuk 3). Deze indeling moet echter in de eerste plaats beschouwd worden als een indeling in ontwikkelingsfasen, waarbij de leeftijdsaanduiding bedoeld is als een heel globaal houvast voor de opvoeder. Elk van de vijf perioden staat namelijk in het teken van weer andere opvallende ontwikkelingen die speciaal in die periode plaatsvinden. Het is dan ook het beste om aan de hand van de beschrijving van de ontwikkeling bij elke periode te bepalen of het kind in deze fase is en dus of de spelletjes en tips van deze periode bij zijn ontwikkeling en interesse aansluiten. De leeftijdsindeling is dus alleen maar bedoeld als een globaal houvast bij het zoeken. Maak u dan ook geen zorgen als uw kind qua leeftijd een fase achter lijkt te zijn! Pas als de achterstand duidelijk groter dan één fase is (bijvoorbeeld een kind van 13 maanden dat qua ontwikkeling nog helemaal in de periode van 6 tot 9 maanden zit), is er reden om een deskundige te raadplegen.

Binnen elke van de vijf perioden zijn de spelletjes en tips wat gegroepeerd naar onderwerp (bijvoorbeeld taal, speelgoed, bewegingsspelletjes), maar niet zozeer naar moeilijkheidsgraad. Het hoeft dus niet per se zo te zijn dat een kind eerst geïnteresseerd is in spelletjes die vooraan in de periode beschreven zijn, en later pas in spelletjes die vlak daarop komen.

In elk van de vijf perioden wordt bij de spelletjes en tips ook speelgoed genoemd dat kinderen in die ontwikkelingsfase aanspreekt. Het zal opvallen dat de nadruk ligt op huis-, tuin- en keukenmateriaal en op zelf te maken speelgoed. Met name in de latere fasen wordt ook wat speelgoed genoemd dat in de winkel te koop is en dat het waard is om aangeschaft te worden, omdat het kind er veel en lang plezier van kan hebben.

5
Elf gulden regels voor het gebruik van het praktische deel

1 *Stimuleren* van een kind is niet iets waar je heel opzettelijk en bewust mee bezig moet zijn. Het betekent bijvoorbeeld niet: elke dag een vaste portie spelletjes met het kind doen, of krampachtig proberen altijd op een bepaalde manier op je kind te reageren omdat dat nu eenmaal goed is. Stimuleren is veel meer een algemene houding tegenover het kind: interesse hebben voor wat er in hem omgaat en bereid zijn daar veel op in te gaan. De spelletjes in dit boek kunnen daarbij een hulpmiddel zijn.

2 *Lees bij elke periode eerst de beschrijving van de ontwikkeling.* Wanneer u weet wat uw kind kan en waarin het geïnteresseerd is, zult u veel meer zien en dus veel meer genieten van uw kind.

3 *Plezier en interesse van het kind moeten bij het kiezen van spelletjes en speelgoed altijd voorop staan*, en niet de overweging dat het kind er iets van moet leren. Een kind heeft met name interesse en plezier in bezigheden die het uitdagen, omdat het er iets mee kan leren of omdat het er iets mee kan oefenen wat het nog niet helemaal beheerst. Wanneer uw kind plezier en interesse in iets heeft, kunt u dus automatisch aannemen dat het ook stimulerend is voor zijn ontwikkeling! Dus:
– dring uw kind nooit een spelletje of opdrachtje op als het er geen interesse of plezier in heeft;
– stop met een spelletje zodra u merkt dat het kind het niet leuk meer vindt;
– maak er geen prestatieslag van, waarbij het kind moet laten zien wat het allemaal al kan.

4 *Haal uw kind niet uit zijn spel voor úw spel.* Begin niet met een spelletje of opdrachtje wanneer het kind net geïnteresseerd met iets anders bezig is, al lijkt die bezigheid u nog zo onbenullig. Zichzelf leren bezighouden is heel belangrijk en er is tijd genoeg voor spelletjes als de baby niets doet of zelf contact met u zoekt.

5   *Ga niet een heleboel verschillende spelletjes achter elkaar uitproberen.* Zoek wat dingen uit die het kind leuk vindt en herhaal die vaak. Kinderen kunnen eindeloos plezier hebben in sommige spelletjes; u merkt vanzelf wel wanneer het nieuwe of spannende eraf is en het kind aan iets nieuws toe is.

6   *Prijs uw kind voor zijn inspanningen en zijn prestaties,* dat is goed voor zijn zelfvertrouwen. Zorg dat het kind veel kans heeft op succes: vermijd daarom het steeds dingen te laten proberen die het nog niet kan.

7   *Vergelijk uw kind niet met andere kinderen en maak u niet direct ongerust als uw kind zich niet precies volgens dit boekje ontwikkelt of bepaalde spelletjes niet leuk vindt.* Binnen de groep van 'normale' kinderen kunnen enorme verschillen in ontwikkelingssnelheid en geaardheid bestaan! (Zie ook hoofdstuk 3.)

8   *Laat u niet verleiden tot klakkeloos kopen van al dat in folders en winkels aangeprezen pedagogisch verantwoorde speelgoed.* Let goed op wat uw kind interesseert en waar het aan toe is, en kies iets wat daarbij aansluit. Kijk eerst eens in huis, tuin en keuken rond of u daar iets geschikts tegenkomt!

9   *Leg opvallende en aardige dingen in de ontwikkeling van uw kind vast.* Schrijf bijvoorbeeld regelmatig iets op over uw kind in een apart schrift of boekje; bij de spelletjes in dit tweede deel hebt u daarbij misschien wat houvast aan de vragen die erbij staan en die door een ◆ worden voorafgegaan. Aan dergelijke notities zullen u en uw kind later veel plezier beleven.

10 *Geef uw kind zoveel mogelijk bewegingsvrijheid en kans om zijn omgeving te onderzoeken en met dingen te experimenteren.*

11 En ten slotte: *geniet van uw kind zoals het nú is.* Let op wat het nú doet, en denk niet steeds aan wat het nog niet kan en wat het nog allemaal leren moet. Zeg liever: 'ze kan al goed zitten' in plaats van: 'ze kan nog niet staan' of: 'hij kan al los staan' in plaats van: 'hij zet nog geen stapjes.' *Een kind is leuk en 'af' in èlke leeftijdsfase!*

0-3 MAANDEN

Ontwikkeling

EEN ALGEMENE INDRUK VAN DE ONTWIKKELING IN DEZE PERIODE

We kunnen de pasgeborene karakteriseren als een wezen dat met name met zichzelf, en niet met de buitenwereld bezig is. Twee processen die in de eerste weken allesoverheersend zijn, zijn herstel van de inspanningen van de geboorte en aanpassing aan de abrupte overgang in levensomstandigheden voor en na de geboorte. Het geboren worden moet voor een kind een erg enerverende gebeurtenis zijn; afhankelijk van onder andere de duur en de gecompliceerdheid van de bevalling en van de vraag of de baby veel invloed heeft ondervonden van de medicamenten die de moeder daarbij kreeg toegediend, kan een baby tot enkele weken na de geboorte nog slaperig en suf zijn. Daarnaast moet het kind ook nog wennen aan al die eigenaardigheden van zijn buiten-(baar)moederlijk bestaan: aan het dag- en nachtritme, aan de nieuwe onaangename sensaties van honger, kou, pijn en prikkels als plotselinge harde geluiden, fel licht en abrupte houdingsveranderingen. Pasgeborenen zijn voor deze prikkels vaak zeer gevoelig en deze veroorzaken dan ook herhaaldelijk schrik en huilen. Het zich lijfelijk lekker voelen: warm, doorvoed, veilig en beschut tegen sterke abrupte prikkels, is in deze eerste weken na de geboorte eigenlijk het enige dat van belang blijkt te zijn.

Het reageren op prikkels uit de buitenwereld zal in deze periode sterk van aard veranderen; het kind gaat steeds meer bewuste interesse vertonen voor wat er om hem heen gebeurt. Het is niet zo dat een pasgeborene volkomen blanco en passief is en nog helemaal moet leren hoe hij met de wereld om hem heen moet omgaan. Hij brengt al een heel pakket gedragingen mee waardoor hij al wat greep op zijn omgeving heeft. Zo heeft een pasgeborene al een soort automatische interesse voor bepaalde prikkels van buitenaf, met name voor prikkels die van mensen afkomstig zijn. Zo krijgt hij als het ware al een duwtje in de goede richting: dáár moet je het zoeken! Het kind brengt ook nog andere aangeboren gedragingen of reflexen mee, die van belang zijn om te kunnen overleven. Voorbeelden zijn de snuffelreflex bij het zoeken naar de tepel, de zuigreflex, de kokhalsreflex en de terugtrekreflex bij hitte en pijn. In de loop van de eerste maanden wordt dat aanvankelijke automatische gedragspakket door leren snel uitgebreid en vervangen door meer bewuste of willekeurige gedragingen. De ontwikkeling van het zenuwstelsel in die eerste maanden speelt daarbij ook een grote rol.

In de loop van de derde (soms ook vierde maand) na de geboorte vindt er een snelle ontwikkeling in de hersenen plaats waarbij de hersenschors, die bewust, willekeurig gedrag mogelijk maakt, de meer primitieve hersendelen kan gaan overheersen. Deze belangrijke ontwikkeling wordt duidelijk in het gedrag van de baby weerspiegeld: de meeste reflexen verdwijnen nu en het kind lijkt zijn aandacht veel meer willekeurig te kunnen gaan richten. Het kan zijn blik beter ergens van losmaken en kan afwisselend verschillende dingen bekijken. Als ouder kan je het gevoel bekruipen dat je kind in vrij korte tijd erg veranderd is: het kijkt je bewuster aan, ook uit de verte; het bekijkt niet alleen de binnenkant van de kinderwagen, maar kijkt ook eens naar buiten bij het wandelen, kortom: het lijkt zich meer bewust te zijn geworden van zijn omgeving.

Waarneming en interesse

Zien

Het gezichtsvermogen van jonge baby's wordt in het algemeen, ook door velen die in de praktijk met kinderen werken, nog sterk onderschat. Hoewel een pasgeborene nog verre van perfect ziet, kan hij toch al aardig wat dingen in zijn omgeving onderscheiden. In de drie daaropvolgende maanden ontwikkelt dit gezichtsvermogen zich verbazend snel verder: we kunnen wel stellen dat een kind van 3 à $3^1/_2$ maanden vrijwel even goed ziet als een volwassene!

Door de vorm van onze ooglens steeds wat te veranderen, kunnen wij de brandpuntsafstand of focus van die lens instellen en het oog zo als het ware scherpstellen op dingen die dichterbij of verder van ons verwijderd zijn. De pasgeborene heeft dit vermogen tot scherpstellen van de lens nog niet; de brandpuntsafstand ligt vast op ongeveer 20 centimeter, zodat het kind dingen op die afstand met maximale scherpte kan waarnemen en dingen die dichterbij of verder weg zijn, wat waziger zal zien. Rond de zesde week kan het kind de lens al instellen op afstanden tussen 15 en 30 centimeter, en met 3 à 3$^{1}/_{2}$ maanden kan het, net als een volwassene, voorwerpen op alle mogelijke afstanden scherp in beeld brengen.

Een tweede vraag is hoe scherp een kind kan zien wanneer de ooglens juist ingesteld is. Deze gezichtsscherpte blijkt zelfs bij de pasgeborene al tamelijk groot te zijn: op een afstand van 20 centimeter kan hij al een patroon van 3 millimeter brede witte en zwarte lijnen van een egaal grijs vlak onderscheiden. Op de leeftijd van 3 maanden onderscheidt het kind, op een afstand van 40 centimeter, al lijnen van een halve millimeter breed, en in de drie daaropvolgende maanden wordt het zien geleidelijk aan nog iets scherper, tot na 6 maanden een volwassen niveau bereikt is.

Een pasgeborene kan ook al een langzaam bewegend voorwerp met de ogen volgen, vooropgesteld dat dit voorwerp groot en opvallend genoeg is. Aanvankelijk is deze volgbeweging niet vloeiend, maar schoksgewijs. Dat komt onder meer doordat het netvlies, dat de beelden opvangt, in het begin aan de rand het best ontwikkeld is en in het midden minder. Wanneer nu een voorwerp waar het kind naar kijkt, beweegt, dan valt dat het kind op als het in de rand van het gezichtsveld is gekomen. Dan richt het kind er met een snelle beweging zijn ogen weer recht op, zodat het met zijn blik eigenlijk steeds achter het bewegende voorwerp aan loopt. Na ongeveer 6 weken wordt het volgen met de ogen veel vloeiender; op de leeftijd van 3 à 4 maanden kunnen de meeste kinderen een persoon die door de kamer loopt met de ogen volgen en ze draaien hun hoofd ook in die volgbeweging mee.

Het volgen met de ogen is voor een pasgeborene extra moeilijk omdat hij er ook nog moeite mee heeft zijn beide ogen samen te richten op één voorwerp, in het bijzonder wanneer dat voorwerp dichterbij komt. Dit vermogen tot convergentie van de ogen begint zich rond de vierde week te manifesteren; wanneer de baby ongeveer 2 maanden oud is, begint het convergeren een soepel en gelijkmatig verlopend proces te worden.

Het is aangetoond dat zelfs pasgeboren baby's al kleuren kunnen onderscheiden. Baby's blijken een voorkeur te hebben voor primaire kleuren: rood, blauw, geel en groen, in die volgorde.

Pasgeborenen hebben een soort kijkreflex: wanneer ze wakker zijn en alert, doen ze – als het licht tenminste niet te fel is – hun ogen open en zoeken als het ware hun omgeving af naar iets om naar te kijken. Wanneer ze iets interessants gevonden hebben, kunnen ze er korte of langere tijd naar blijven kijken en bewegen hun blik daarbij heen en weer over plekjes met een groot verschil in contrast (bijvoorbeeld zwart-wit overgangen). Daardoor prikkelen ze als het ware hun eigen zenuwstelsel, en deze prikkeling schijnt belangrijk te zijn voor een goede ontwikkeling van dat gedeelte van het zenuwstelsel dat met het zien te maken heeft. Het is dus belangrijk dat een baby in die eerste tijd iets heeft om naar te kijken, maar het betekent niet dat we pasgeboren baby's moeten bedelven onder dingen om naar te kijken: ook hier geldt dat weinig genoeg is, als het voor het kind maar interessant is.

Voor 0-3 maanden oude baby's zijn dingen met name interessant om naar te kijken, wanneer ze de volgende eigenschappen bezitten:
- beweging;
- contrast, bijvoorbeeld duidelijke zwart-wittekening; ook figuren met scherpe contouren trekken en houden de aandacht;
- grootte: zeker in de eerste weken heeft een baby er moeite mee zijn blik op kleine dingen te richten;
- niet te ingewikkeld: pasgeborenen vertonen een voorkeur voor vrij simpele patronen; in de tweede maand gaat het vermogen om de blik te richten op details sterk vooruit; het kind gaat dan ook meer interesse tonen voor iets complexere maar toch nog niet al te ingewikkelde patronen;
- ronde vormen: met name in de tweede maand wordt de aandacht van een baby heel sterk gevangen door figuren waarin cirkel- of bolvormen voorkomen.

Het voorwerp dat al deze interessante kenmerken in zich verenigt, en dat dus voor een baby in deze periode uitermate boeiend is om naar te kijken, is het menselijk gezicht: dat is vrij groot, beweegt vaak, heeft opvallende contrasten en contouren, bijvoorbeeld bij de haarlijn en in de ogen, en is niet te ingewikkeld van patroon; de ogen hebben bovendien die aantrekkelijke cirkelvormen in zich. Wanneer we daarbij nog bedenken dat we een baby, wanneer we hem vasthouden om hem te voeden of om met hem te 'praten', meestal automatisch aankijken van een afstand van ongeveer 20 centimeter, precies de afstand waarop het kind dan het scherpst ziet, dan moeten we ons realiseren dat die opvoeder zèlf het boeiendste en meest stimulerende speelgoed is.

Samenvattend kunnen we zeggen dat het nog relatief gebrekkige gezichtsvermogen van de pasgeborene in deze eerste maanden na de geboorte al vrijwel geperfectioneerd wordt: een 3 maanden oude baby kan bijna even goed zien als een volwassene. Die baby kijkt rond in zijn omgeving, en kan zijn blik ook voor lange tijd op kleine voorwerpen gericht houden. Echte interesse in kleine details is er echter nog niet: die gaan pas vele maanden later opvallen.

Horen

Het hoorapparaat van een kind is al in de laatste maanden vóór de geboorte vrijwel geperfectioneerd. In de eerste weken na de geboorte kan een baby echter toch wel wat minder dan optimaal horen omdat er nog vruchtwater in het binnenoor kan zijn achtergebleven.

Dat een pasgeborene geluiden opmerkt, kunnen we opmaken uit een aantal verschillende mogelijke reacties van het kind. Bij harde en zeer hoge of lage geluiden schrikt het kind. Aandacht voor een zachtere toon kan blijken uit ophouden van bepaalde activiteiten, zoals plotseling stilliggen of ophouden met zuigen. Een onrustige of huilende baby ten slotte kan bij het horen van bepaalde (meestal lage, ritmische) geluiden kalmeren.

Al in de eerste weken blijken baby's heel goed verschillen in toonhoogte, in luidheid en in duur van tonen te kunnen onderscheiden. Ook blijken baby's van 1 tot 4 dagen oud al op te merken wanneer de plaats van de geluidsbron verandert. In de eerste 3 maanden kunnen baby's, alleen op het gehoor, echter nog niet bepalen waar een geluid nu precies vandaan komt. Een kind van ongeveer $2^{1}/_{2}$ maand zoekt soms wel met zijn ogen waar een geluid vandaan komt, maar het werkelijke draaien van het hoofd in de juiste richting komt pas bij 4 à 5 maanden.

Een baby kan in deze eerste maanden wel bepaalde geluiden gaan herkennen en leren uit welke richting ze meestal komen. Terwijl bijvoorbeeld een huilende baby eerst pas kalmeert als hij uit de wieg wordt gepakt, wordt hij na enige maanden al stil als zijn moeder tegen hem praat voordat ze hem oppakt, en nog wat later zelfs al wanneer hij de deur van zijn kamertje hoort opengaan. Wanneer zijn moeder steeds aan dezelfde kant zijn kamer binnenkomt, kan een baby al snel leren om op het horen van haar stem zijn hoofd te draaien in de richting van de deur, waar haar gezicht zal verschijnen; wanneer ze echter plotseling eens aan de andere kant van de kamer zou binnenkomen, zou hij toch naar de oude plaats kijken, omdat hij het geluid op zich nog niet kan lokaliseren, maar alleen geleerd heeft waar het altijd vandaan komt.

Voelen

Vanaf de geboorte, en eigenlijk ook in de laatste maanden daarvóór, is een baby bijzonder gevoelig voor bewegingsstimulatie. Het ervaren van beweging lijkt heel belangrijk te zijn voor een goede ontwikkeling. Dit blijkt onder andere uit onderzoek bij te vroeg geboren kinderen die, op een tijdstip waarop andere kinderen nog in de baarmoeder rondgedragen worden, in een stille couveuse liggen. Wanneer deze premature baby's extra bewegingsstimulatie krijgen, wanneer ze bijvoorbeeld mechanisch of door mensenhanden gewiegd worden, blijken zij zich beter te ontwikkelen dan stilliggende couveusebaby's, en minder te huilen.

Het oppakken, vasthouden en zachtjes wiegen staan al vanouds bekend als de beste manier om een huilend of onrustig kind te troosten. Naast dit sussende effect hebben dat oppakken en vasthouden nog een andere positieve uitwerking op de baby: wanneer we hem rechtop houden, heeft hij de neiging de ogen open te doen en de omgeving te verkennen.

Niet alleen bewegingsstimulatie, ook aanraking en streling zijn bevorderlijk voor een goede ontwikkeling: alleen al door extra streling blijken bijvoorbeeld te vroeg geboren baby's die in de couveuse liggen, beter te groeien, minder te huilen en meer actief te worden.

Alles wijst erop dat een baby erop gebouwd is om in nauw lichamelijk contact met zijn verzorgers te zijn; te veel lichamelijk contact kan er eigenlijk nooit zijn. Opgepakt, vastgehouden, rondgedragen, gewiegd, gestreeld en aangeraakt worden zijn zeer belangrijk voor een goede ontwikkeling. Niet verwonderlijk eigenlijk, als we bedenken dat juist deze vormen van contact er bij uitstek voor geschikt zijn om het kind te laten voelen dat we van hem houden, wat tenslotte voor een baby de meest fundamentele ervaring is om op welk gebied dan ook tot ontwikkeling en bloei te komen.

Ruiken

De reuk is een andere nabijheidszin die bij de geboorte al relatief goed ontwikkeld is. Het was al bekend dat pasgeborenen verschillende geuren kunnen onderscheiden, maar pas vrij kort geleden is ontdekt dat baby's van één week oud al het verschil kunnen ruiken tussen hun moeder en een andere vrouw, en een duidelijke voorkeur voor de geur van hun moeder vertonen. Dit werd geconstateerd in een experiment waarbij aan moeders van pasgeboren baby's werd gevraagd om, tussen de borstvoedingen door, een doekje tegen de borst te dragen. Het doekje van de eigen en een doekje van een andere moeder werden op gelijke afstand van de neus van de baby in de wieg gehangen. Terwijl 2 dagen oude baby's hun hoofd nog even vaak naar beide kanten draaiden, bleken kinderen van een week oud hun neus vaker en langer in het doekje te houden dat door hun eigen moeder was gedragen. Dit leren kennen van de moeder aan de hand van haar geur onderstreept nog eens hoe belangrijk een nauw contact tussen verzorger en baby – ook als er geen borstvoeding wordt gegeven! – is voor het ontwikkelen van een band tussen kind en opvoeder.

Sociale ontwikkeling

In de loop van het eerste levensjaar zal de baby zich langzamerhand gaan hechten aan zijn voornaamste verzorger(s). Deze gehechtheid of emotionele band maakt dat het kind bij de betreffende persoon in de buurt wil blijven, omdat het zich alleen in zijn aanwezigheid echt veilig voelt.

De eerste stap in de ontwikkeling van deze speciale band met de opvoeder is dat het kind hem leert kennen en onderscheiden van andere mensen met wie het in contact komt. De basis voor dat herkennen van de opvoeder wordt in deze eerste drie maanden gelegd.

Eigenlijk is een baby al vanaf de geboorte sociaal gericht: hij heeft relatief veel aandacht voor menselijke gezichten, waarbij zijn blik aanvankelijk op het bovenste gedeelte van het gezicht, met name de ogen en de haargrens, gericht is. Dat mensengezicht is meestal ook het eerste ding waartegen de baby lacht, gemiddeld zo rond de zesde week. Dit eerste sociale lachen richt een kind in het begin nog ongedifferentieerd naar allerlei gezichten die het ziet, en zelfs naar twee ogen die op een vel papier getekend zijn. Maar langzamerhand wordt het kind toch meer speciaal gericht op degene die het meest met hem omgaat. Op het eind van de derde maand zijn er bij de meeste baby's toch wel tekenen dat zij hun moeder (meestal de voornaamste opvoeder) herkennen: tegen haar lacht hij eerder, vaker en langer. Ook uit bepaalde gezichtsuitdrukkingen, bewegingen of geluidjes van de baby kunnen zij die hem goed kennen, wel opmaken dat de baby hen herkent.

Het is heel moeilijk te zeggen wanneer dit herkennen van de verzorger nu precies begint. Sommige onderzoekers, die zich met name richten op herkenning van het gezicht van de moeder, houden bij hoog en bij laag vol dat herkenning pas rond de derde maand optreedt. Maar herkennen doe je niet alleen door te kijken! We zagen eerder dat een baby al na een week de geur van zijn moeder prefereert; het is bekend dat kinderen al in de tweede maand de stem van hun moeder herkennen, en ook de manier waarop een baby opgepakt en vastgehouden wordt, kan al vroeg een vertrouwd gevoel bij hem oproepen. Doordat die relatief goed ontwikkelde andere zintuigen zijn visuele waarnemingen ondersteunen, is het heel wel mogelijk dat een baby zijn moeder al na enkele weken herkent wanneer zij hem oppakt, aankijkt en tegen hem praat.

Het belangrijkste om te onthouden is dat een baby zijn opvoeders alleen maar goed kan leren kennen door hen veel te zien, te horen, te voelen en te ruiken, met andere woorden: door veel en nauw contact.

TAAL

In de eerste 6 weken is huilen eigenlijk de enige vorm van geluidsproductie waarover een baby beschikt. Er zijn heel grote verschillen tussen kinderen in de mate waarin zij huilen. Zoals al in hoofdstuk 2 werd benadrukt, is het heel belangrijk om veel op dit huilen te reageren, omdat het kind daardoor een fundamenteel gevoel van veiligheid opbouwt, wat ertoe leidt dat het kind geleidelijk aan minder zal gaan huilen. Die afname van huilen wordt vaak pas in de loop van het eerste jaar merkbaar (meestal rond de zesde maand), zodat ouders niet ontmoedigd moeten raken als hun vele reageren in deze eerste drie maanden nog niet leidt tot een duidelijke afname in het huilen.

Ongeveer gelijktijdig met het verschijnen van de eerste sociale lach, dus rond de zesde week, laat het kind ook zijn eerste, als 'uh', 'eu' of 'ah' klinkende geluidjes horen, die tot het eind van de derde maand niet veel zullen veranderen. Op het eind van deze eerste periode van drie maanden gaan de meeste kinderen ook plezier beleven aan geluidjes die zij met speeksel in hun mond kunnen maken.

Wanneer een baby eenmaal die eerste geluidjes maakt, kunnen we soms merken dat hij ze ook nadoet wanneer wij die 'uh'- of 'ah'-klanken tegen hem maken.

Het kind kan in deze periode ook al veel plezier en aandacht hebben voor bepaalde geluiden die anderen voor hem maken. Sterke wisseling in toonhoogte en sommige keelklanken kunnen baby's uitermate boeien, en zij kijken ons bij dergelijke 'gesprekjes' ook vaak heel nadenkend aan. Dergelijke geluidspelletjes zijn heel belangrijk voor de ontwikkeling van het leren luisteren.

MOTORISCHE VAARDIGHEDEN

Houding en beweging

Wanneer een pasgeboren baby op zijn rug ligt, dan ligt zijn hoofd altijd opzij. Rond de zesde week kan het kind zijn wang al wel wat van de matras optillen, maar geregeld echt recht omhoogkijken doet een kind pas rond het eind van de derde maand. Ook het vermogen om, op de buik liggend, het hoofd op te tillen, ontwikkelt zich in deze periode snel: terwijl de pasgeborene hiertoe nog nauwelijks in staat is, kan een 3 maanden oude baby zijn hoofd soms al minutenlang helemaal rechtop houden.

Vóór het leren grijpen
In de eerste weken na de geboorte heeft een baby een sterke grijpreflex; de handjes zijn tot vuistjes gebald, gaan even open als we over de rug van de hand strijken en grijpen dan weer krachtig als we in de handpalm duwen. Pas tegen het eind van de derde maand zijn de handjes meestentijds open. Rond die tijd begint een kind een voorwerp dat hem in de hand gegeven wordt, wat te manipuleren: het probeert het naar de mond te brengen en het te betasten met de andere hand.

Op het eind van de derde of in het begin van de vierde maand zien we ook een sterke toename van de interesse in de eigen handen. Het kind leert nu zijn handen samen te brengen boven zijn buik en kan zo met zijn eigen vingers spelen. Daarnaast kan de baby nu zijn handen, die in de eerste maanden onopgemerkt langs zijn gezicht voorbij leken te bewegen, aandachtig gaan bekijken en ze soms minutenlang bestuderen. Dit handenspel is voor een baby in deze periode veel interessanter dan spel met stukjes speelgoed. Het is opvallend dat een baby (in het tweede kwart van het eerste jaar) pas echt gericht en geïnteresseerd naar dingen gaat grijpen, wanneer hij een periode van handenspel en handen bekijken achter de rug heeft.

Toepassing van de principes van 'veel positief reageren' en 'inspelen op de interesse' in de eerste 3 maanden

Veel positief reageren

Het is belangrijk om een baby niet lang te laten doorhuilen, maar veel op zijn huilsignalen te reageren. Door het ondervinden van deze reacties krijgt het kind een basisvertrouwen in zijn opvoeders, wat de ontwikkeling van een hechte band met die opvoeders natuurlijk ten goede komt. Het is voor een baby ook een heel prettige ervaring wanneer er gereageerd wordt op zijn meer positieve gedragingen, zoals kijken, lachen en geluidjes maken. Het merken dat er op je gedrag gereageerd wordt, is een allereerste vereiste voor het leren communiceren met anderen.

Inspelen op de interesse

Zoals al eerder werd benadrukt is een kind in de eerste 6 weken na de geboorte bezig met het vinden van zijn evenwicht en het zich aanpassen aan de nieuwe buitenwereld; het heeft daarvoor een zekere mate van rust nodig. Omdat de baby nu nog voornamelijk automatisch reageert op prikkels van buitenaf, kan hij in deze periode gemakkelijk door te veel stimulatie gestoord worden. Het is in dit verband van fundamenteel belang dat ouders in deze kennismakingsperiode hun kind heel goed bekijken om zijn wisselende toestanden en typische reacties op prikkels te leren kennen: is de baby slaperig, weinig oplettend, zodat we hem beter met rust kunnen laten, of is hij alert en aandachtig, zodat we eventueel op die aandacht kunnen inspelen? Wat vindt het kind leuk om te zien en te horen, en wanneer worden al die indrukken hem te veel? De goede observator leert snel dat het kind zich afwendt en afsluit als het even rust wil, en dat het zelf wel aangeeft wanneer het weer geïnteresseerd is.

0-3 maanden 55

Echt speelgoed is in deze eerste maanden nauwelijks nodig. Enkele dingen om naar te kijken – op het eind van deze periode: iets om in de handen te houden en te bekijken – zijn voldoende. Tegen het eind van deze fase zijn de eigen handen nog veel leuker om naar te kijken en mee te spelen, en het is jammer dat interessante spel af te breken door de aandacht van het kind steeds op speelgoed te richten. Verreweg het mooiste speelgoed voor een baby in deze periode is degene die voor hem zorgt: een mens is voor een baby nu eenmaal verreweg het leukste om naar te kijken, te luisteren en om te voelen. In tweegesprekjes met die steeds bekender wordende persoon kan een baby, terwijl hij zich veilig en geborgen voelt, super-interessante dingen te zien, te horen en te voelen krijgen, waar hij veel plezier aan beleeft.

Spelletjes en tips

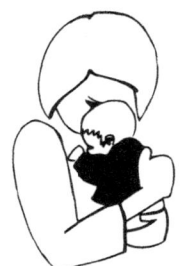

Het allerbelangrijkste: je lekker voelen

In deze eerste periode na de geboorte is het kind bezig zijn evenwicht te vinden in een nieuwe, relatief harde omgeving. Te veel en met name abrupte stimulatie van buitenaf vindt het kind zeer onaangenaam: het laat dat meteen merken door zich af te wenden, de ogen te sluiten, of te huilen. Het allerbelangrijkste is dat u ervoor zorgt dat de baby zich lekker voelt: dat geeft hem een gevoel van veiligheid en tevredenheid dat hem er, veel meer dan opzettelijk en uitgekiend stimuleren, toe zal aanzetten om belangstelling te krijgen voor de wereld om hem heen.

Huilen en troosten

Huilen is nooit 'zomaar'. Het betekent altijd dat er iets aan de hand is, dat het kind zich niet lekker voelt.

Honger is de meest voorkomende prikkel tot huilen. Het honger-huilen klinkt heel anders dan huilen door schrik, pijn of om nog andere redenen. Wanneer u goed luistert naar de manier waarop het kind in verschillende omstandigheden huilt, zult u al gauw onderscheid leren maken. Houd u niet krampachtig aan voorgeschreven voedingstijden en -hoeveelheden; dat kan het plezier van de voeding vergallen. Bij die voedingsschema's wordt uitgegaan van gemiddelden, die nooit precies op elk kind van toepassing kunnen zijn. Een kind kan zèlf heel goed bepalen hoeveel het nodig heeft!

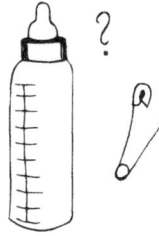

Vaak is zuigen alleen, zonder dat het kind daarbij drinkt, al voldoende om de baby te kalmeren. Wanneer een kind zuigt, sluit het zijn zintuigen automatisch wat af voor indrukken van buitenaf, en kan zo tot rust komen. Voor veel baby's is een fopspeen een uitkomst; soms moet de baby even leren hem in de mond te houden. Wanneer een baby zich met een fopspeen lekker voelt, is dat alleen maar fijn! Zelfs het nogal eens geopperde bezwaar dat een fopspeen onhygiënisch is, hoeft niet op te gaan: een fopspeen, goed schoongehouden (bijvoorbeeld tegelijkertijd met de flessenspenen) is niet onhygiënisch, en zeker niet onhygiënischer dan een duim die of speelgoed dat in de mond gestoken wordt.

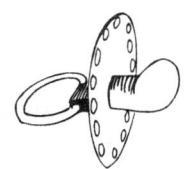

Contact. Als een baby huilt terwijl hij geen honger, pijn of kou heeft, en er geen lawaai of fel licht hem hindert, wat kan er dàn nog aan de hand zijn? Al vanouds is bekend dat oppakken, tegen je aan houden, wiegen en met de baby rondlopen dè methoden zijn om dat huilen te laten ophouden. Een methode die bijna altijd helpt, is het kind rechtop tegen u aan houden, met zijn billetjes op uw arm en zijn hoofd tegen uw schouder. Heel zachtjes praten of zingen, zacht en ritmisch op zijn ruggetje kloppen en zachtjes rondlopen maken het nog fijner en zullen de huilende baby bijna altijd kalmeren.

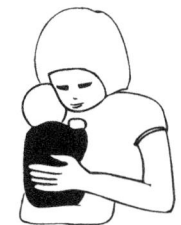

De baby heeft kennelijk veel behoefte aan lichamelijk contact: ook hij kan zich alleen voelen. Geen wonder, want tijdens de zwangerschap is hij altijd met zijn moeder samen geweest! Het is gebleken dat je een baby niet kunt verwennen door zoveel mogelijk in te gaan op zijn behoefte aan lichamelijk contact. Laat hem zich lekker voelen, in plaats van alleen, des te tevredener zal hij later zijn!

Het bovenstaande verklaart ook waarom baby's zich in een babydraagzak of babybuidel zo lekker voelen: lekker rechtop, warm, schommelend en fijn dicht bij vader of moeder. Het is niet verwonderlijk dat je zelden een baby in zo'n draagzak hoort huilen!

Samen dingen bekijken

Wanneer een baby vanuit liggende positie rechtop wordt getild, doet hij vaak zijn ogen open en gaat rondkijken. Dit wordt dan ook wel het poppenogeneffect genoemd. Wanneer u uw kind vaak tegen uw schouder houdt, zoals afgebeeld, zal het kind al vlug zijn hoofdje gaan optillen om rond te kijken, en zo ook zijn nek- en rugspieren oefenen.

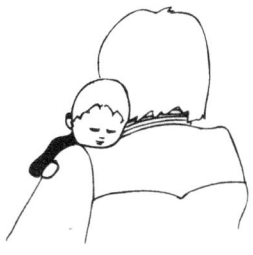

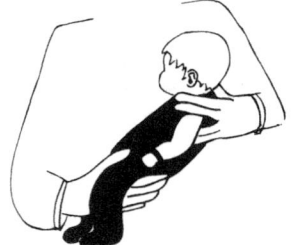

Een andere manier waarop u uw baby rechtop kunt houden om hem te laten rondkijken, is hem met één hand in zijn kruis op te tillen en hem met de andere hand in nek en schouders te steunen. Dit is overigens ook in andere situaties een heel goede manier om uw baby (ook als hij ouder is) op te tillen en te dragen.

Zoals ook door de fysiotherapeut Veltman (bekend om zijn haptonomische theorie en methode) benadrukt wordt, voelt een kind zich zo veel veiliger en kan zich ook vrijer bewegen dan wanneer het bijvoorbeeld onder de armen wordt vastgehouden.

Uit de beschrijving van de ontwikkeling van de waarneming bleek dat baby's in deze periode speciaal aandacht hebben voor dingen als ze groot zijn, bewegen, niet al te ingewikkeld van patroon zijn, veel contrast bezitten of cirkelvormen in zich hebben. U kunt zelf nagaan wat uw kind allemaal opmerkt en mooi vindt, door met het kind rond te lopen en het allerlei dingen te laten zien. Wijs het kind bijvoorbeeld op:
- schemerlampen, in een donkere hoek van de kamer;
- mensen die rondlopen;
- dingen die tegen een lichte muur hangen;
- bepaalde patronen, bijvoorbeeld op gordijnen, schilderijen of posters.

Houd er rekening mee dat een baby in deze periode het scherpst ziet op een afstand van ongeveer 20 centimeter en het liefst in de schemer kijkt.

◆ Schrijf eens op naar welke dingen uw kind speciaal kijkt, en probeer eens na te gaan wàt dat ding nu speciaal zo interessant maakt voor een baby.

Samen praten

Mensen zijn verreweg het mooiste speelgoed voor een baby in deze periode. Het kind heeft van nature interesse voor het menselijk gezicht en stemgeluid. In gesprekjes van aangezicht tot aangezicht heeft een kind dan ook al vanaf het begin erg veel interesse en plezier.

Tijdens het voeden zijn baby's vaak niet zo geïnteresseerd, omdat ze zich op het zuigen concentreren en omdat juist door dat zuigen hun gevoeligheid voor indrukken van buitenaf wat afneemt; vlak na het voeden doen heel veel kinderen een klein slaapje of liggen wat te doezelen. Maar dan, enige tijd na de voeding, komt de tijd dat de baby heel wakker en aandachtig is, en dat tijdstip is dus heel geschikt voor zo'n 'gesprekje'.

Een heel gemakkelijke houding daarbij, voor u èn voor het kind, is de volgende: ga, met een steuntje in de rug en met enigszins opgetrokken knieën, op bed, op een bank of op de vloer zitten. Het kind ligt zo heel comfortabel, kan zijn hoofd en armen goed bewegen en kan uw gezicht goed zien. De afstand van gezicht tot gezicht is nu ook ongeveer de afstand waarop het kind nu het scherpst ziet.

In deze 'gesprekjes' kunt u uw baby – en hij u – heel goed leren kennen.

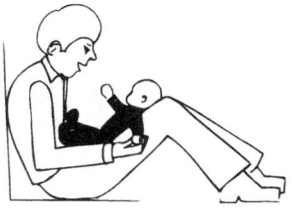

♦ Let bijvoorbeeld eens op het volgende:
- Waar kijkt het kind precies naar in uw gezicht? Naar de haargrens? Ogen? Mond?
- Volgt de baby uw gezicht met zijn ogen, als u het langzaam heen en weer beweegt?
- Welke gezichten en geluiden vindt de baby interessant? Baby's kunnen heel ingespannen en nadenkend kijken!
- Imiteert het kind gezichten? In deze periode doen veel kinderen het bijvoorbeeld na als de tong wordt uitgestoken of als de mond wijd wordt geopend. (Er verloopt vaak wel een hele tijd tussen zien en nadoen.)

Het voornaamste bij dergelijke 'gesprekjes' is dat u van uw kind geniet en het leert kennen. Geef het kind tijd om te kijken en te luisteren, èn om te reageren. Te veel stimulatie achter elkaar vindt het kind niet fijn. De baby laat dat heel goed merken: hij kijkt weg of wendt zich af omdat het hem te veel of te spannend wordt. In alle 'gesprekjes' komt dat vele malen voor. Probeer niet geforceerd toch de aandacht van het kind te trekken, maar wacht rustig af: het kind geeft zelf wel aan wanneer het weer door wil gaan!

Speelgoed in en om de wieg

De tijd dat een baby in zijn wiegje wakker ligt, neemt in de loop van deze periode sterk toe. De voornaamste bezigheid van het kind is dan kijken, en het is goed hem daartoe de gelegenheid te geven door voor hem interessante dingen neer te zetten of te hangen op een plaats waar hij ze goed kan zien. Hierbij gaat echt niet op: hoe meer, hoe beter! Baby's worden onrustig en hebben de neiging om zich af te sluiten bij te veel stimulatie. Het is veel beter om enkele voor het kind leuke dingen te kiezen waar het dan rustig aandacht aan kan besteden.

Het is in deze periode ook niet nodig om die kijkdingen erg veel tegen nieuwe om te wisselen: juist in deze tijd leert het kind heel langzaam dingen herkennen en heeft er plezier in als het bekende dingen terugziet.

Popjes of plaatjes in de wieg

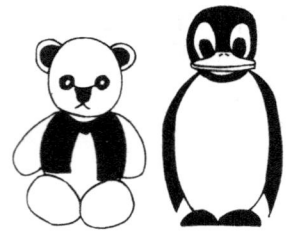

U kunt één speciaal popje, beestje of plaatje uitkiezen en dat steeds in de wieg zetten aan de kant waar de baby met zijn gezicht naartoe ligt. U kunt daaraan dan ook onthouden naar welke kant het kind met zijn gezicht moet liggen.

Een popje of plaatje met een duidelijk gezicht, vooral grote en opvallende ogen, zal de aandacht trekken. Het ding mag niet te klein zijn, maar ook weer niet zo groot dat het kind het niet kan overzien. Duidelijke lijnen, strepen of omtrek vergroten de aantrekkelijkheid voor het kind.

U kunt ook eens een paar verschillende dingen uitproberen: kijk maar eens stiekem in de wieg hoe lang uw baby ernaar ligt te kijken. Ga er wel van uit dat het kind alles wat in de wieg ligt, te pakken kan krijgen en in zijn mond kan stoppen!

Muziekdoosje

Van een muziekdoosje dat een bepaald melodietje laat horen wanneer u aan het touwtje trekt, kan uw kind zijn hele babytijd plezier hebben. Als u het aan of vlak bij de wieg hangt en het op vaste tijden laat spelen (bijvoorbeeld steeds als u het kind in bed hebt gelegd en de kamer uitgaat), zal het kind op den duur de melodie gaan herkennen en er betekenis aan gaan hechten ('ik moet nu gaan slapen'). Als u er zelf een koopt, kies er dan een waar het kind straks zèlf ook goed aan kan trekken: een met een ring als handvat, waar je niet al te hard aan hoeft te trekken. Aan een gekregen muziekdoosje met zo'n onhandig knopje als handvat kunt u trouwens heel gemakkelijk met een touwtje een plastic bijtring als handgreep bevestigen.

Een mobile
Dat is zo'n kijkding dat aan een touwtje aan wieg of plafond hangt en dat zó gebouwd is dat het met elke beweging van de lucht of van de wieg beweegt en dus voor het kind een heel interessant schouwspel biedt. Na een week of vier beginnen de meeste baby's er wel aandacht voor te krijgen.

Er zijn (vaak heel dure) mobiles in de winkel te koop, maar de meeste zijn, uit het oogpunt van de interesse van het kind, helemaal niet zo goed. Wanneer u een beetje rekening houdt met wat een baby van die leeftijd ziet en graag ziet, kunt u heel gemakkelijk èn goedkoop zelf een goede mobile maken.

De voornaamste regels waarmee u rekening moet houden, zijn:
1 Hang de mobile op een plaats waar het kind vaak naar kijkt en waar het kind hem goed kan zien. In de eerste maanden ligt het hoofd van het kind nog helemaal opzij (als het kind op zijn rug ligt, meestal naar rechts). Het heeft dus weinig zin om een mobile recht boven het kind te hangen, want daar kijkt het nooit. Hang het liever wat opzij, naar rechts of links; het beste is om de juiste plaats uit te zoeken door het uit te proberen terwijl het kind kijkt. De mobile moet niet te ver weg hangen, maar ook weer niet zo dichtbij dat de baby erbij kan!
2 Maak een mobile vanuit het gezichtspunt van het kind, dus van onderen! Van onder af gezien moet de mobile er interessant uitzien.

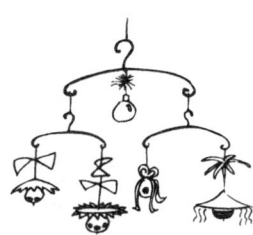

Voorbeeld a

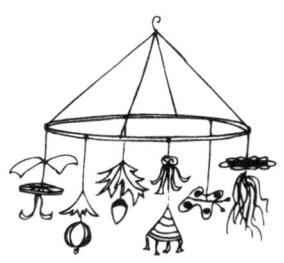

Voorbeeld b

3 De aandacht van het kind wordt vooral getrokken door beweging, sterk contrast, felle kleuren, ogen, spiegelend materiaal.

Een goed frame voor een mobile kunt u maken van grote en kleine kleerhangertjes, of stukken dun ijzerdraad die in deze vorm gebogen zijn, en die opgehangen worden aan dun ijzergaren (zie voorbeeld a).

Een ander frame kunt u maken van een grote ring van dun ijzerdraad, die ook aan garen kan worden opgehangen (zie voorbeeld b).

De aan het frame op te hangen figuurtjes kunt u maken van:
- dun karton of stevig papier, gekleurd met viltstift of beplakt met zilverpapier;
- pingpongballetjes: deze zijn gemakkelijk aan een draadje te krijgen met een stevige lange naald; kleur ze of teken er ogen en stippen op (vooral aan de onderkant!);
- aluminiumfolie: hiervan zijn gemakkelijk strikken, vlinders of slingertjes te maken, die ook nog ritselen als ze bewegen;
- kerstboomversiering: deze dingen zijn heel licht en glanzen en glinsteren als ze bewegen, dus heel boeiend voor een baby!

Grijpdingen

In de derde maand gaat de baby interesse vertonen voor zijn eigen handen. Vanaf die tijd zal hij langzamerhand ook meer gaan grijpen (eerst slaan) naar dingen die hij ziet. Dit is dus het tijdstip om in de wieg dingen op te hangen waaraan het kind dat grijpen kan oefenen.

Eerst kan de baby een ding alleen raken als het zowel dat ding als zijn hand ziet. In het begin kunnen die grijpdingetjes dus het beste in de buurt van de handjes hangen: rechts of links, maar niet boven het kind.

Afhankelijk van de grootte van wieg of bedje kunt u het speeltje vastmaken aan de zijkant van de wieg, of vastmaken aan een touw of stok die dwars over het bedje is vastgemaakt. U kunt natuurlijk ook een babygym gebruiken die in de winkel te koop is, maar in de-

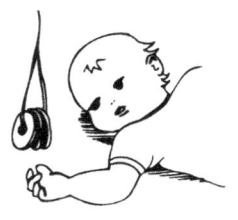

ze periode schrikken veel kinderen nog van de scherp klinkende belletjes die daaraan zitten.

Let op: het touwtje waaraan een grijpding is vastgemaakt, mag niet te lang zijn, anders is het, door de grote schommeling, moeilijk te pakken voor de baby.

Hang maar één ding tegelijk op, of twee (aan elke kant één). U kunt ze af en toe omwisselen voor iets nieuws, als het kind erop uitgekeken is.

Heel veel kleine stukjes speelgoed zijn als grijpding geschikt: als ze voor het kind maar interessant zijn om naar te kijken. Badstof of pluchen ballen of kubussen, met een zacht belletje erin, doen het op deze leeftijd altijd erg goed.

Dingen laten zien

In deze periode is het kind nog niet in staat om zelf dingen te pakken en ze voor zijn ogen te houden om ze te bekijken. U kunt dat wel voor hem doen, bijvoorbeeld als u het kind op schoot hebt of als het ligt of in een stoeltje zit. Een baby vindt het heel fijn om op zijn gemak allerlei dingen te kunnen bekijken, en oefent zich zo ook steeds beter in allerlei facetten van het kijken: samenwerking tussen beide ogen, het richten van de ogen op één punt, iets bewegends volgen met de ogen, afstand schatten etc.

Het vangen van de blik

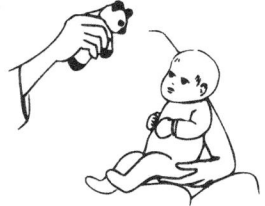

Het vangen van de blik van een baby met een bepaald voorwerp is een kunst die iedereen door wat oefenen kan leren. Wanneer u een niet te klein (minstens 10 centimeter groot) opvallend voorwerp op een afstand van 20 tot 30 centimeter voor de ogen van de baby heel langzaam wat heen en weer beweegt, zal hij het op een gegeven moment met de ogen 'pakken'. Wanneer de baby in de verte lijkt te staren, beweeg het ding dan wat verder weg in de richting van zijn blik heen en weer en, als hij het lijkt te zien, langzaam naar hem toe.

Volgen met de ogen

Het vermogen om bewegende voorwerpen met de ogen te volgen, neemt in de eerste drie maanden na de geboorte snel toe. U kunt deze ontwikkeling zelf heel goed volgen door af en toe de blik van het kind te vangen met een opvallend voorwerp (een lampje of felgekleurd beestje) en het langzaam in verschillende richtingen te bewegen.

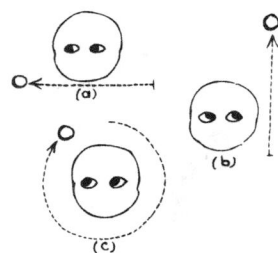

Over het algemeen zal een baby eerst een horizontale beweging kunnen volgen (zie a), daarna een verticale (b) en ten slotte een cirkelvormige (c).

◆ Let ook eens op:
- of de volgbeweging met de ogen vloeiender, minder schoksgewijs wordt;
- of het kind steeds snellere bewegingen kan volgen;
- of het na een tijdje niet alleen de ogen, maar het hele hoofd meebeweegt.

◆ Andere interessante dingen om op te letten als u de baby dingen laat zien:
- Gaat het kind in de loop van deze periode steeds langer kijken naar dingen die u het laat zien?

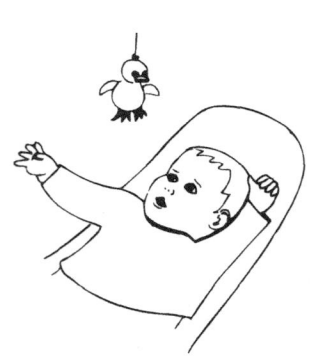

- Heeft het kind een duidelijke voorkeur voor bepaalde dingen, wat blijkt uit het feit dat hij ze eerder opmerkt, er langer naar kijkt en ze beter volgt met de ogen? Welke dingen vindt de baby het mooist?
- Meer op het eind van deze periode: vertoont het kind tekenen van opwinding, slaat het met zijn armen als u hem iets moois voorhoudt? Dat zijn de eerste tekenen dat het kind het ding wil aanraken en proberen te pakken.
- Merkt u (tegen het eind van de derde maand) dat het kind dingen beter gaat bekijken, dat het zijn ogen over verschillende onderdelen laat gaan?

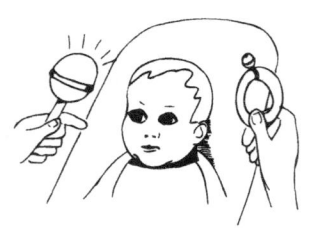

- Ook op het eind van de periode: als u het kind twee dingen tegelijk voorhoudt (vrij dicht bij elkaar) en u beweegt of rammelt ze om de beurt, kijkt het kind dan van het ene ding naar het andere?

Dingen in de hand geven

De baby heeft nu nog nauwelijks interesse in het vasthouden en betasten van of rammelen met dingen. Rammelaars zijn in deze tijd dus eigenlijk nog geen geschikt speelgoed. Pas in de loop van de derde maand of nog later gaat het kind zijn eigen handen ontdekken en krijgt dan pas wat plezier in het gebruiken van die handen om dingen vast te houden en te manipuleren. Zijn handjes zijn dan meestal open en de vingertjes kunnen veel vrijer bewegen dan vlak na de geboorte.

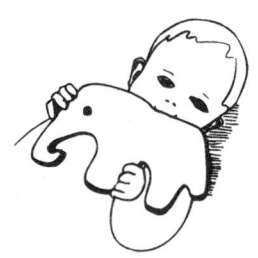

Geef uw kind tegen die tijd af en toe eens wat in de handen om te betasten of in de mond te steken. Dring vooral niet aan als het kind het weer snel loslaat of er geen interesse voor heeft. De baby is er dan gewoon nog niet aan toe en speelt bijvoorbeeld nog veel liever met zijn eigen handen!

Dingen die voor een baby in deze periode fijn zijn om vast te houden en te betasten:

- Lapjes stof, bijvoorbeeld spuugdoekjes, washandjes, schone zakdoeken: zijn goed vast te pakken en lekker om mee te frunniken en in je gezicht te wapperen.
- Kleine popjes of beestjes van stof. Die goedkope platte badstof figuurtjes, eventueel met een belletje erin, die in de winkel te koop zijn, vallen meestal erg in de smaak.
- Heel lichte andere stukjes speelgoed, bijvoorbeeld een bijtring (die is goed met twee handen vast te houden).

Geef vooral geen te zware of harde speeltjes, want de baby kan zich daar nu flink mee in het gezicht slaan!

Spelen met geluid

Voor de hele baby- en kindertijd geldt: wanneer er altijd veel lawaai is op de achtergrond in de omgeving waar het kind vertoeft (bijvoorbeeld radio of televisie voortdurend hard aan), dan kan het kind niet goed aandacht schenken aan geluiden die wèl belangrijk zijn, met name de tegen hem gesproken taal. Een kind leert het beste luisteren in een rustige omgeving, maar

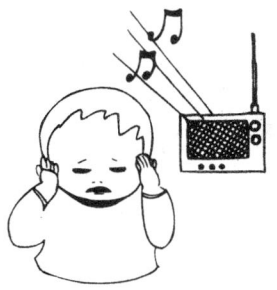

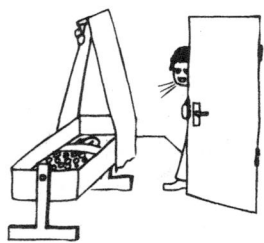

het hoeft nu ook weer niet echt stil te zijn!

Baby's van enkele weken oud en zelfs pasgeborenen kunt u op geluid zien reageren: als het kind goed wakker is en bijvoorbeeld in de wieg ergens naar ligt te kijken, begin dan, terwijl de baby u niet ziet, eens zachtjes tegen hem te praten of maak een ander zacht geluid:

- ◆ Houdt de baby even op met bewegen of zuigen?
- ◆ Zoekt hij al met zijn ogen waar het geluid vandaan komt?

Maak er vanaf het begin een gewoonte van om al tegen het kind te praten of zijn naam te noemen vóórdat u het oppakt, of meteen als u zijn kamertje binnenkomt. De baby leert dan al snel dat dat praten betekent: 'fijn, daar komt ze, ze gaat me oppakken!'.

- ◆ Wanneer merkte u voor het eerst dat de baby reageerde of ophield met huilen, alléén op het horen van uw stem?

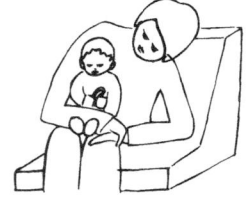

Fluister de baby eens wat links of rechts in zijn oor (bijvoorbeeld: 'Hallo, waar is mama?'), en knuffel hem als hij zoekt of reageert. Baby zal dan geneigd zijn dat 'lekkere' geluid te gaan zoeken.

Houd er rekening mee dat een baby pas in de volgende periode echt goed leert bepalen uit welke richting een geluid komt.

Als de baby zover is dat hij u met de ogen kan volgen als u door de kamer loopt, roep dan eens zijn naam vanuit een hoek van de kamer waar hij u niet naartoe had zien lopen, maar waar hij u wel kan zien. Het kind oefent zo te zoeken naar waar een geluid vandaan komt en heeft bovendien erg veel plezier als hij u 'vindt' en u daar enthousiast op reageert.

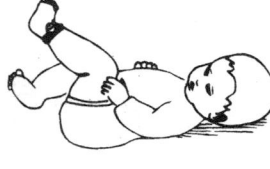

Belbandje

Op het eind van deze periode, wanneer het kind zijn eigen handen en voeten gaat ontdekken, kan het veel plezier hebben van een belbandje, dat u zelf kunt maken en dat bij de baby om de pols of enkel kan worden geschoven.

Naai een belletje (te koop op de handwerkafdeling van warenhuizen) stevig vast op een bandje van tricot of een andere rekbare stof, dat aan pols of enkel van de baby geschoven of gebonden kan worden. Zorg er bij het aandoen voor dat het belletje aan de binnenkant zit of, nog beter, naai er een lapje overheen, zodat het kind er niet bij kan.

Het kind zal al snel leren welke arm of welk been het moet bewegen om het belletje te laten rammelen; het heeft er veel plezier mee en krijgt zo nog meer aandacht voor zijn handen en voeten.

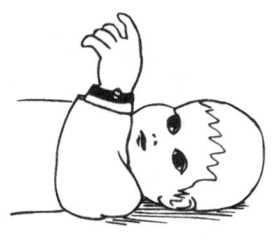

Voelen en bewegen

Leg de baby vanaf de tweede maand regelmatig een tijdje op een vlak oppervlak, bijvoorbeeld op een deken op de vloer (tochtvrij!) of op uw bed. Wanneer u hem afwisselend op zijn rug en op zijn buik legt, kan hij al zijn spieren goed oefenen en lekker vrij bewegen.

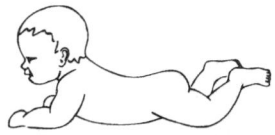

Baby's zijn vooral actief en beweeglijk wanneer zij het niet te warm hebben en weinig of geen kleren aanhebben.

Kleed het kind niet te strak en te dik aan als het op is en laat het ook eens lekker helemaal bloot spartelen als u een voldoende warme ruimte hebt. U zult merken dat kinderen (ook oudere) dat heerlijk vinden!

De baby vindt het niet alleen fijn om zelf te bewegen, maar geniet ook van spelletjes waarbij hij helemaal gewiegd wordt, of waarbij armen en benen bewogen worden.

Enkele voorbeelden van zulke spelletjes die voor deze periode geschikt zijn:

Klap eens in de handjes

Klap eens in de voetjes

Fietsen
Beweeg de beentjes langzaam op en neer, afwisselend of tegelijk. Liedjes te over om daarbij te zingen!

Met de armen zwaaien
Zing een liedje voor de baby en laat hem met zijn armpjes heel zachtjes de maat slaan.

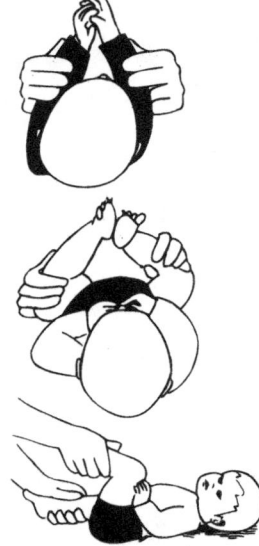

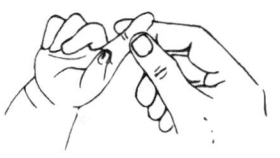

Een vingerspelletje
Vanaf de tijd dat het kind zijn handjes het grootste gedeelte van de tijd open heeft, is het één voor één buigen, strekken en zachtjes wrijven van alle vingertjes afzonderlijk een lekker spelletje, dat bovendien erg goed is voor de ontwikkeling van het kind.

En ten slotte: geniet van het kind zoals het nu is: een kind is leuk en 'af' in elke leeftijdsfase!

3-6 MAANDEN

Ontwikkeling

Een algemene indruk van de ontwikkeling in deze periode

In de eerste drie maanden is het kind als het ware losgekomen van sterke automatische reacties op prikkels, en kan nu veel vrijer de wereld bekijken. Het ontdekken van de wereld om hem heen begint met het bestuderen en onderzoeken van het eigen lichaam: in dit tweede kwartaal van het eerste jaar zien we een grote interesse voor de eigen handen en vingers, voor die voeten, waar het kind heel hard mee kan trappelen, en voor mond, tong en lippen, waar het allerlei geluidjes mee kan maken. Tegelijk met het leren beheersen van de hand (wellicht de meest opvallende mijlpaal die in deze periode bereikt wordt) groeit de interesse in de dingen die je ermee pakken en betasten kunt.

Het kind begint te merken dat het met dingen (en met mensen) allerlei interessante dingen kan doen: het gaat letten op de reacties die het zelf in zijn omgeving teweegbrengt.

Daarnaast leert de baby nu beter mensen, dingen en gebeurtenissen herkennen: hij merkt nu heel duidelijk het verschil op tussen 'nieuw' en 'bekend'. Het vreemde of nieuwe boezemt een kind in deze periode echter nog nauwelijks vrees in; tezamen met het grote plezier dat een baby van deze leeftijd heeft in sociale spelletjes, maakt dit hem tot een uiterst beminnelijk wezentje.

Waarneming en interesse

In dit tweede kwart van het eerste jaar verwerft het kind het vermogen om, puur op het gehoor, de plaats van een geluidsbron te vinden. Rond een maand of vier draait een baby zijn hoofd naar een belletje of rammelaar waarmee links of rechts naast zijn oor, op oorhoogte, gerammeld wordt. Op het eind van de zesde maand kan een kind zonder veel zoeken of aarzelen geluiden uit welke richting dan ook lokaliseren, zelfs als ze van beneden of van boven komen.

Het gezichtsvermogen van de baby was rond de leeftijd van 3 maanden wel bijna perfect, maar heel snel bewegende (bijvoorbeeld vallende) voorwerpen kon hij nog niet met de ogen volgen en terugvinden. Het kind moet hiervoor eerst leren dat het een voorwerp dat zo snel beweegt dat het even uit het gezichtsveld verdwijnt, weer terug kan vinden door de baan die dat voorwerp beschreef, te verlengen en verder met de ogen te volgen. Rond de zesde maand kunnen de meeste kinderen een gevallen voorwerp op deze wijze met de ogen terugvinden, een vaardigheid die een voorloper is van het vermogen om dingen terug te vinden die verstopt en dus onzichtbaar gemaakt zijn.

Het voelen wordt ineens veel meer ingeschakeld nu het kind dingen leert grijpen en manipuleren: met vingers en mond betast het kind dingen en leert zo ook hun voelbare eigenschappen kennen, zoals vorm, structuur, oppervlak, gewicht en temperatuur.

Leren en denken

Het leervermogen van de baby vertoont in deze periode een spectaculaire vooruitgang. Terwijl het kind eerder wel enkele opvallende kenmerken van dingen en mensen kon onthouden, zoals kleur, grootte, beweging, hardheid en toonhoogte van geluiden, kan het nu ook veel kleinere details en ook het patroon waarin zij voorkomen, onthouden. Dit betekent bijvoorbeeld dat het kind nu gezichten leert herkennen (die we ook als patronen van kleine onderdelen kunnen beschouwen), evenals simpele melodietjes (patronen van klanken) en een bepaalde volgorde van gebeurtenissen: een baby kan nu al blij zijn als zijn moeder dichterbij komt, haar armen uitstrekt en zegt: 'Kom je bij mama?'

Een andere vorm van leren die zich in deze periode duidelijk gaat manifesteren, is het leren over het effect van het eigen gedrag. Wanneer een baby 4 of 5 maanden oud is, kunnen we zien dat hij bepaalde gedragingen steeds weer gaat herhalen wanneer zij een interessant effect hebben: hij rammelt bijvoorbeeld eindeloos met een rammelaar, slaat met zijn handen of met een voorwerp hard op tafel of tegen iets anders aan, hij slaat steeds weer tegen een voorwerp dat hangt en dat heen en weer kan schommelen; de baby heeft daarbij duidelijk interesse en plezier in het resultaat dat hij bereikt. Die gevoeligheid voor de gevolgen van het eigen gedrag zien we ook in de omgang van het kind met zijn verzorgers. Vanaf deze periode zal een kind gedragingen die beloond worden, steeds vaker gaan vertonen en gedragingen die niet beloond worden, langzamerhand achterwege gaan laten: wanneer ouders bijvoorbeeld veel terugpraten als het kind geluidjes maakt, zal het steeds meer geluidjes gaan maken.

In hoofdstuk 2 werd al vermeld dat kinderen, naarmate zij meer reacties krijgen op hun gedrag, meer gespitst raken op de effecten die hun gedrag kan hebben en sneller – ook in nieuwe situaties – doorhebben hoe zij een bepaald effect kunnen bereiken. Daarnaast krijgen zij meer vertrouwen in eigen kunnen, omdat zij leren dat zij zelf over het algemeen iets kunnen bereiken.

Het feit dat een kind nu kan leren dat het zèlf met bepaalde inspanningen iets bereiken kan, betekent ook dat het nu wel eens boos en opgewonden kan worden als iets wat het wil, niet lukt of gebeurt: veel kinderen laten zich rond de leeftijd van 6 maanden niet meer zomaar iets afpakken, worden boos als ze ergens niet bij kunnen en laten goed merken dat ze door willen gaan als we met een leuk spelletje ophouden.

Sociale ontwikkeling

In deze periode kunnen we duidelijk gaan merken dat een baby degenen met wie hij veel omgaat, herkent. Bekenden worden over het algemeen met vrolijkheid begroet, maar ook tegen vreemden is het kind nu nog vriendelijk: een vreemde lokt wel interesse (tegen de zesde maand soms 'aanstaren') uit, maar boezemt nog geen vrees in.

In de loop van deze periode krijgt het kind ook duidelijk meer plezier in bepaalde spelletjes met zijn opvoeders, en laat dat ook steeds meer merken door hardop te lachen en zelfs te schateren.

De baby krijgt nu ook interesse in zijn spiegelbeeld: op het eind van deze periode gaat hij proberen het kind in de spiegel aan te raken, en wat later lacht hij er ook tegen.

Taal

Terwijl het kind eerder voornamelijk 'ah'-, 'uh'- en 'eu'-achtige klanken produceerde, horen we nu alle mogelijke klinkers en ook medeklinkers. Er is niet veel te voorspellen over de volgorde waarin de verschillende klanken zullen verschijnen; wat wel vaststaat is dat dit brabbelen, naarmate het kind ouder wordt, langer wordt aangehouden en ingewikkelder wordt.

Het is voor de ontwikkeling van dit brabbelen in feite niet noodzakelijk dat het kind bepaalde klanken te horen krijgt: kinderen uit verschillende culturen (die dus heel verschillende taalklanken horen) maken wat betreft het brabbelen dezelfde ontwikkeling door, evenals zelfs de dove kinderen, die helemaal geen klanken horen.

Hoewel het puur voor de ontwikkeling van het brabbelen niet strikt noodzakelijk is, is het veel praten en terugpraten tegen een kind wel voor andere aspecten van de taalontwikkeling belangrijk. Wanneer we bijvoorbeeld de geluiden die een baby maakt, imiteren, wordt zijn aandacht voor zijn eigen klankproducten vergroot en krijgt hij een extra stimulans om ze te herhalen en te variëren. Daarnaast krijgt de baby door 'gesprekjes' met anderen al een indruk van de wijze waarop een gesprek verloopt: ieder praat en luistert op zijn beurt. Ten slotte is het veel praten en terugpraten tegen een kind belangrijk voor de ontwikkeling van zijn taalbegrip. Een baby van 3 tot 6 maanden oud weet al iets over de betekenis van tegen hem gesproken zinnen uit de toon waarop ze worden uitgesproken: aan de reacties van het kind is vaak goed te zien dat het merkt of we boos of vriendelijk tegen hem praten. De meeste kinderen kennen voordat ze een halfjaar oud zijn nog niet de werkelijke betekenis van woorden of zinnen, maar dat zal al heel snel daarna gaan beginnen, wanneer ze die woorden en zinnen tenminste maar vaak genoeg te horen krijgen! Met name wanneer we praten over de dingen waar een kind op dat moment aandacht voor heeft, en dat vaak herhalen, zal het kind al heel snel in de volgende periode te kennen geven dat het weet wat we met bepaalde woorden of zinnetjes bedoelen.

Motorische vaardigheden

Houding en beweging

In deze periode ontdekt een baby, behalve zijn handen, ook zijn benen en voeten. Hij kan steeds langer achtereen zijn benen in de lucht houden en beleeft veel plezier aan heftig en vaak heel luidruchtig trappelen.

De meeste kinderen leren in deze fase (sommige ook wel iets later) van hun rug op hun buik of andersom rollen.

Op het eind van dit eerste halfjaar willen kinderen, wanneer zij op de rug liggen, zich graag aan de handjes overeind trekken: als we ze bij de handjes pakken, houden ze het hoofd daarbij rechtop, krommen de rug en trekken zelf flink mee. Met wat steun in de rug kunnen de meesten nu wel even zitten, met het hoofd goed in balans.

Grijpen en manipuleren
Aan het begin van deze periode ontdekt de baby zijn eigen handen en besteedt veel tijd aan kijken naar en spelen met de eigen vingers. Doordat de grijpreflex nu verdwenen is, kan het kind zijn vingers nu vrijelijk bewegen; vaak zien we hem zo zijn eigen kleertjes of de bekleding van de wieg aftasten.

Wanneer het eenmaal zijn handen ontdekt heeft, gaat het kind ook naar voorwerpen die het ziet, grijpen. In het begin kan de baby er alleen naar slaan, en dat alleen nog maar als hij zowel zijn hand als het voorwerp in zijn blikveld heeft. Door rijping en oefening gaat het gericht grijpen steeds beter, totdat het kind, wanneer het $5^{1}/_{2}$ à 6 maanden oud is, rechtstreeks en zonder veel mikken een ding dat boven hem hangt of voor hem ligt, kan pakken.

Naast de coördinatie tussen oog en hand komt er ook een steeds betere samenwerking tussen beide handen onderling: aan het eind van deze periode kunnen we zien dat een baby voorwerpen overpakt van de ene hand in de andere.

Toepassing van de principes van 'veel positief reageren' en 'inspelen op de interesse' in de periode van 3 tot 6 maanden

Veel positief reageren

Evenals in alle andere perioden van de babytijd is het ook nu niet goed om een baby lang te laten huilen. Als een kind in het verleden steeds getroost is als het huilde, zal het zich veilig en tevreden gaan voelen, en zal daardoor minder reden hebben tot huilen; die afname in het huilen kan op het einde van dit eerste halfjaar al merkbaar worden.

Wanneer er ook veel gereageerd wordt op andere, meer positieve signalen van de baby, zoals geluidjes, aankijken, ergens naar kijken of reiken, bepaalde houdingen en gezichtsuitdrukkingen, zal het kind dat ongenuanceerde huilen niet nodig hebben als communicatiemiddel. Wanneer die andere, positieve signalen veel beloond worden, zal het kind die middelen om iets uit te drukken in de voortdurende wisselwerking met een vaste verzorger die het kind begrijpt, steeds meer gaan gebruiken en verfijnen.

Inspelen op de interesse

Het kind blijft zeer geïnteresseerd in degene die voor hem zorgt. In 'gesprekjes' en spelletjes met die persoon beleeft de baby het meeste plezier en hij leert er ook veel van: door imitatie en beloning van zijn geluidjes krijgt de baby een extra stimulans om te praten; door het steeds weer horen van bepaalde woorden wanneer hij iets pakt of naar iets kijkt, leert hij wat die woorden betekenen; door het steeds weer horen van bepaalde liedjes en spelen van bepaalde spelletjes leert hij ze langzamerhand herkennen.

In deze periode is het kind ook erg geïnteresseerd in zijn eigen lichaam: met name handen en voeten kunnen zeer langdurig bestudeerd worden. Het is niet juist te denken dat een kind dat doet omdat het niets beters te doen heeft, en dat het beter een 'interessant' stuk speelgoed zou kunnen bekijken dat wij hem opdringen. Het handen- en voetenspel is voor een kind buitengewoon boeiend en leerzaam; onderbreking ervan door anderen ervaart het kind vaak als erg storend.

Wanneer het kind geïnteresseerd raakt in reiken en grijpen, kunnen we op die interesse inhaken door geschikte dingen binnen zijn bereik op te hangen, waarop het kan oefenen. Veel en duur speelgoed is ook nu weer helemaal niet nodig. Enkele aantrekkelijke dingen (vaak zijn veilige huis-, tuin- en keukenspullen het meest interessant!) zijn voldoende.

Op het eind van deze periode is het kind sterk geïnteresseerd in het onderzoeken van dingen die het in de handen houdt. Het is dan ook aan te raden het kind allerlei dingen van verschillende vorm, kleur en materiaal te geven die het kan bekijken, betasten, beruiken, in de mond steken en waar het mee kan slaan en rammelen. Ook hier geldt weer dat huis-, tuin- en keukenmateriaal minstens even interessant is als duur speelgoed, waar het kind waarschijnlijk snel op uitgekeken is.

Spelletjes en tips

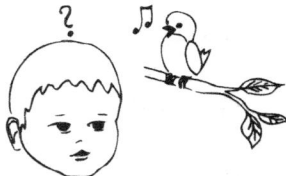

Praat veel tegen uw baby

Praat veel tegen uw baby, over dingen die hij op dat moment kan horen, zien en voelen.

Als u opmerkt dat het kind ergens naar luistert (u kunt heel goed zien dat het kind dan even ophoudt met waar het mee bezig was, en verbaasd of zoekend rondkijkt), vertel dan waar dat geluid vandaan komt of wie het maakt.

Juist dàn heeft het kind aandacht voor wat u zegt en is de kans dus groot dat het er iets van onthoudt.

Praat terug wanneer het kindje geluidjes maakt. In deze periode is de baby al heel gevoelig voor beloning, en zal hij steeds méér geluiden maken als u vaak reageert.

Wanneer u nu een geluid dat de baby maakt, nadoet, is er een grote kans dat het kind op zijn beurt u weer nadoet en dus het geluid herhaalt.

◆ Welke geluiden doet de baby zo van u na?

(Imiteer alleen geluiden die het kind zèlf maakt; pas later kan een kind geluiden nadoen die het niet eerst zelf gemaakt heeft.)

Praat ook tegen de baby over dingen die u direct daarna met hem gaat doen.

– 'Nu ga ik je uitkleden.'
– 'Kom, we gaan eten.'
– 'Ga je mee wandelen?'
– 'Kom je bij mama?'

Wanneer u zo vaak tegen het kind praat, zal het na een tijdje de betekenis van zo'n zinnetje (vooral aan de zinsmelodie) leren kennen. U kunt dat heel goed zien aan de reacties van de baby: lacht hij bijvoorbeeld en zwaait al met zijn armpjes als u zegt: 'Kom maar bij mama'?

◆ Welke zinnetjes begreep uw baby zo het eerst?

Schootspelletjes

Het allermooiste speelgoed is in deze periode, behalve de eigen handen en voeten, uw lichaam en vooral uw gezicht.

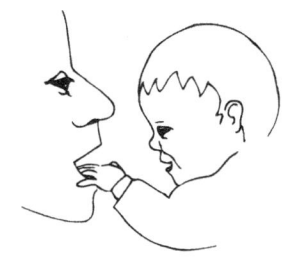

Een baby kan dat gezicht heel lang bekijken, betasten en plezier hebben als daar wat beweegt of als er geluid uitkomt. Geef uw baby er de tijd voor!

Ergens in deze periode, meestal rond de vijfde maand, gaat de baby voor het eerst hardop lachen.

◆ Wanneer was dat voor het eerst, en waar lachte de baby om?

Het lachen van een baby is een soort ontlading van spanning; het komt zo bijvoorbeeld vaak voor als het kind opeens iets herkent of begrijpt. Vooral spelletjes waarbij u steeds precies hetzelfde doet, zullen het kind op een bepaald moment aan het lachen maken, omdat het dan herkent wat u doet en het zelfs al gaat verwachten.

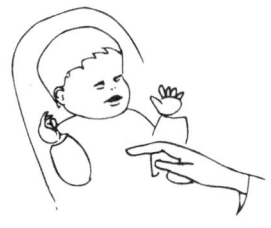

Voorbeelden van zulke spelletjes zijn:

'Daar komt een muisje aangelopen...
dat komt onder jouw...
kinnetje gekropen!'

'Ik... ga... jou... pakken!'

Ook spelletjes waarbij u steeds iets terugdoet als het kind iets speciaals doet, kunnen het kind veel plezier bezorgen. Het kind heeft nu namelijk al heel gauw door dat het zelf zoiets leuks teweeg kan brengen, en heeft plezier als wéér gebeurt wat het al verwachtte.

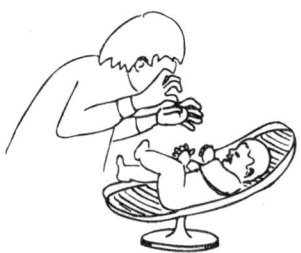

Voorbeelden van zulke spelletjes zijn:
- een geluid maken of gezicht trekken als de baby op uw gezicht slaat;
- een andere kant op kijken en, wanneer de baby een geluidje maakt, hem opeens weer aankijken en kietelen.

Er zijn natuurlijk eindeloos veel van dit soort spelletjes te verzinnen, en elke baby zal weer andere dingen leuk vinden.

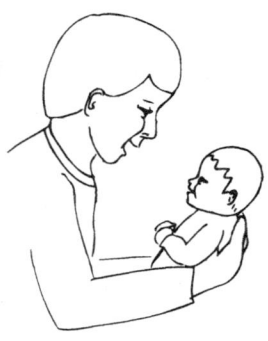

◆ Wanneer begon uw baby deze spelletjes leuk te vinden, en welke vond hij het spannendst?

Vooral bepaalde geluiden die u tegen de baby maakt, kunnen hem nu aan het lachen maken. Om de volgende geluiden moeten veel kinderen nu bijvoorbeeld lachen:
- 'boem boem boem' (heel regelmatig);
- bepaalde keelklanken zoals 'uche uche';
- stijgende of dalende toonladders;
- lipgeluiden, zoals smakken of proesten.

Probeer eens uit welke geluiden uw baby allemaal leuk vindt; deze voorkeur van het kind kan met zijn leeftijd heel sterk veranderen.

Bij sommige geluiden gaat het kind heel nadenkend zitten kijken: het vindt het maar vreemd.

◆ Welk soort geluiden zijn dat?

Heel eenvoudig kiekeboe

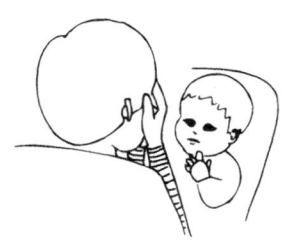

Probeer eens of uw baby het al leuk vindt als u uw handen voor uw ogen doet en ze dan plotseling wegtrekt en 'kiekeboe' of iets anders roept.

Probeer het ook eens met een doek over uw hoofd, die u dan plotseling wegtrekt. Dat is vaak een heel spannende gebeurtenis!

Veel baby's moeten nu ook lachen als u een masker opzet. Maak eens zo'n heel simpel masker door een paar gaten voor ogen, neus en mond in een stuk papier te knippen.

Laat de baby naar u kijken, houd het masker zó dat hij het kan zien, doe het dan voor uw gezicht en ga met uw hoofd dan langzaam naar hem toe. Dan weer terug en langzaam het masker afzetten.

◆ Vindt het kind dat leuk, of kijkt hij wat vreemd?

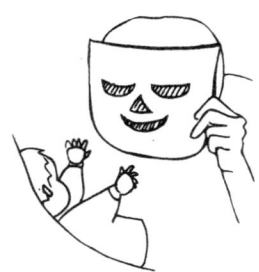

Een baby kan het nu heel leuk en spannend vinden als u een handpopje of een ander popje of beestje tegen hem laat praten of hem laat aaien of kietelen.

Een handpop kunt u heel gemakkelijk zelf maken, of u kunt een poppenkastpop kopen; daar heeft het kind later toch nog veel plezier van.

Zorg ervoor dat het popje of beestje een duidelijk

gezicht (vooral opvallende ogen) heeft, dat trekt bij een baby sterk de aandacht.

Muziek

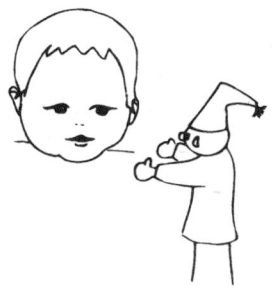

Het horen van en meebewegen op muziek heeft al vanaf deze eerste maanden een heel grote invloed op de ontwikkeling van het kind. Waarom hebben de kinderen van veel Afrikaanse natuurvolkeren zo'n plezier in muziek en zo'n gevoel voor ritme en beweging? Voor een heel groot deel omdat ze, eigenlijk al voor de geboorte, ritmische muziek hoorden, meebewogen en later ook samen veel bewogen op muziek.

Het is heel belangrijk een baby af en toe muziek te laten horen. Het is niet zo belangrijk of die muziek nu van een plaat of van de radio komt, of van iemand die een instrument bespeelt of zingt; het gaat erom dat het kind betrokken wordt bij de muziek doordat het gewiegd wordt, anderen ziet bewegen of hoort meezingen.

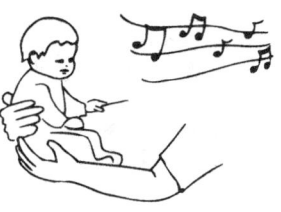

Al heel jong gaat een kind dan ook zelf lekker bewegen op de muziek en probeert zelfs mee te zingen!

Zing kinderliedjes met uw baby

Al begrijpt hij de woorden nog niet, de melodie zal hij al snel herkennen als hij een liedje heel vaak hoort.

De baby geniet ervan als u hem laat meebewegen: in de handjes klappen, met de armen of benen zwaaien, schommelen, wiegen, dansen.

Boekjes waarin (ook oude) kinderversjes en -liedjes staan, zijn volop te koop.

Zoeken naar geluid

Gebruik de naam van de baby om van een afstand zijn aandacht te trekken. Verstoppertje spelen vinden veel baby's nu al heel leuk: ga, als het kind niet naar u kijkt, ergens staan waar de baby u kan zien als hij zijn ogen of hoofd draait.

Roep dan eens zijn naam. Zoekt de baby u?

Als hij u nog niet kan vinden, trek dan een beetje zijn aandacht door wat te bewegen; hij heeft u dan toch zelf gevonden!

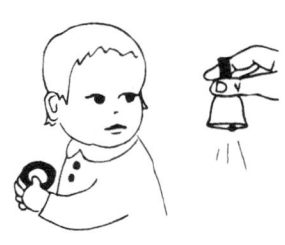

Wanneer de baby op schoot of in een stoeltje zit, maak dan eens een niet te hard geluid opzij of schuin achter zijn hoofd. Het geluid mag niet hard zijn, anders schrikt de baby.

U kunt hier van alles voor gebruiken: een belletje, rammelaar, pieppop, ritselend papiertje, etc. Zorg dat het kind uw hand niet ziet bewegen!

◆ Zoekt het kind met zijn ogen naar het geluid?
Draait het zijn hoofd om te vinden waar het vandaan komt? Pas op het eind van deze periode kunnen de meeste baby's meteen de goede richting vinden!

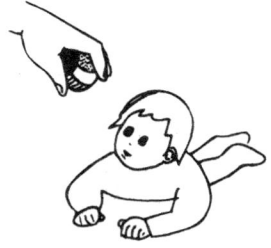

Opmerking: Als u verschillende keren achter elkaar hetzelfde geluid laat horen, zoekt het kind na een paar keer niet meer. Het kan het dan echt wel horen, maar heeft er gewoon geen aandacht meer voor!

Laat de baby, als hij op zijn buik op de vloer ligt, een lepel zien, of iets anders dat lawaai maakt als het valt.

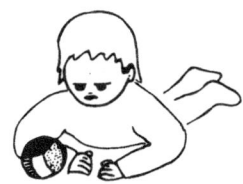

Laat het ding, als het kind ernaar kijkt, op de grond vallen. Het kind kan dat vallende voorwerp nu nog niet goed met de ogen volgen, maar leert wel te kijken naar de plek waar het geluid vandaan komt.

◆ Kijkt de baby naar de vloer, of blijft hij nog naar uw lege hand kijken?

Als hij dat laatste doet, laat het ding dan om te beginnen eens van een heel kleine hoogte vallen (een centimeter of 10). Dan lukt het zeker. Zo kunt u langzamerhand de hoogte vergroten.

Bij het eten

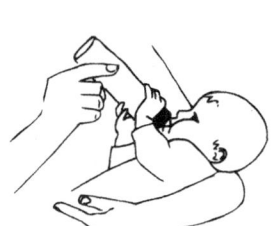

Laat de baby zijn fles (of bekertje) zelf mee vasthouden tijdens het drinken. Hij leert dan vanzelf dat de fles verder opgetild moet worden naarmate er minder in zit.

Over een tijdje zal hij hem dan helemaal zelf willen vasthouden.

Wanneer u de baby met een lepeltje te eten gaat geven, zal hij eerst zijn mond pas opendoen als hij de lepel tegen zijn lippen voelt.

Na een tijdje leert hij zijn mond al opendoen als hij de lepel ziet aankomen.

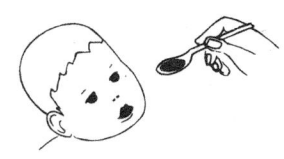

◆ Let eens op wanneer dat voor het eerst gebeurt.
   Als u er vaak bij praat wanneer u een hapje geeft, ('daar komt een hapje aangelopen...', 'hap', 'mondje open') dan leert de baby al snel om, alleen al op het horen van die woorden zijn mond open te doen.
◆ Wanneer merkte u dat voor het eerst?

Speelgoed om te leren grijpen
In de loop van deze fase gaat de baby steeds meer interesse krijgen in voorwerpen die binnen zijn bereik zijn, en hij oefent met veel plezier in het slaan naar en pakken van alles wat in zijn buurt is.

Ronde de 4e of 5e maand gaat het kind ook veel plezier krijgen in geluiden en bewegingen die het zèlf kan produceren door ergens tegen te slaan of ermee te rammelen of het ergens anders tegen aan te slaan. Omdat het kind nu nog veel ligt, zijn dingen die boven hem worden opgehangen het meest geschikt om lekker tegen te slaan, te pakken en te rammelen.

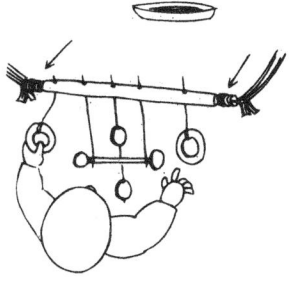

De alom bekende babytrapeze of babygym die u in de winkel kunt kopen, is nu heel geschikt.

Let op: Plakt u wel meteen een stuk kleefpleister om de metalen veren (zie pijltjes op het plaatje). Als het kind zich straks gaat optrekken, kan hij er anders gemakkelijk met (een koordje van) zijn kleren tussen komen en zo vast komen te zitten of zelfs stikken!

Natuurlijk kunt u ook gemakkelijk zelf zo'n trapeze maken door allerlei stukjes speelgoed (rammelaars, pieppopjes, stoffen beestjes) aan een dik koord of gladde stok op te hangen. Het voordeel is dat u dingen steeds tegen wat nieuws kunt omwisselen als het kind erop uitgekeken is.

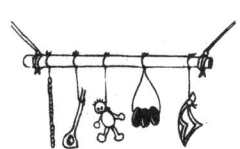

Natuurlijk zijn ook allerlei huis-, tuin- en keukendingetjes heel geschikt om op te hangen. Let er wel op dat ze niet te scherp zijn, geen loszittende delen hebben en dat ze bestand zijn tegen sabbelen.

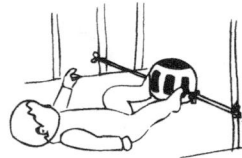

Trappelspeelgoed

In deze periode zal het kind ook zijn benen en voeten ontdekken en het gaat steeds vaker met veel plezier liggen trappelen.

Omdat hij het, ongeveer vanaf de leeftijd van vier maanden, ook steeds leuker gaat vinden om zelf lawaai te maken, beleeft hij erg veel plezier als hij tegen iets aan kan trappelen wat geluid maakt. Zo'n trappelding kunt u heel goed zelf maken. U moet er vooral op letten dat het kind het ding steeds goed kan raken met de voeten. Kies dus iets wat niet te klein is (een grote opblaasbare rammelaar is heel geschikt) en hang het zó op dat het niet te veel heen en weer kan zwaaien en het kind dus niet vaak mistrapt. Maak het bijvoorbeeld met stevig elastiek aan twee kanten vast (zie tweede plaatje).

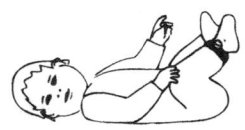

Ook aan het al eerder genoemde belbandje (zie bladzijde 66) zal het kind nu nog veel plezier beleven.

Zorg er bij het aandoen voor dat het belletje niet aan de onderkant van het beentje zit, anders zou het kind zich bij hard trappelen kunnen bezeren.

Een andere manier om de baby met zijn voeten geluid te laten maken: bind een zacht koord, met aan het ene uiteinde een stuk rammelspeelgoed, losjes om de enkel van het kind, en hang het koord over de rand van bedje, box of over een stoelleuning. Elke keer als het kind zijn ene been beweegt, hoort het geluid.

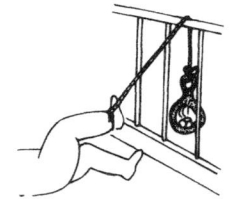

Als het kind doorheeft hoe het geluid kan maken, bind het koord dan ook eens om de andere enkel. Let op: blijf bij dit spelletje wel in de buurt, zeker als het kind zich al om kan rollen!

Voel- en rammelspeelgoed

Het kind leert nu steeds beter om dingen vast te houden en ze voor zijn ogen te houden om ze te bekijken. Het gaat nu ook met twee handen dingen vasthouden; hij kan ze zo veel beter betasten en brengt ze ook veel handiger naar zijn mond dan vroeger.

Geef uw kind veel verschillende dingen om te bekijken en te bevoelen: dingen die verschillen in materiaal (niet alleen maar dingen van plastic!), in oppervlak (hard en zacht, ruw en glad), in kleur, vorm en grootte. Door het omgaan met veel verschillende dingen wordt de baby letterlijk steeds handiger en leert ook steeds beter het verband tussen hoe dingen eruitzien en hoe ze aanvoelen.

Dingen die u in huis en keuken gebruikt, zijn voor een kind nu heel interessant, omdat ze vaak heel verschillende voeleigenschappen hebben. Let er wel op dat ze geen scherpe randen hebben, geen loszittende kleine delen en dat ze geen giftige verf hebben.

Voorbeelden van speelgoed: schoon nagelborsteltje, zakdoeken, washandjes, plastic bekers, eierdopjes, theezeefje, grote stevige kurk, schakelarmband, houten of metalen onderzetters, deksels van voorraadbussen.

Zelfgemaakte voelfiguren
Naai wasbare lapjes stof van verschillend dessin en verschillend materiaal aan elkaar tot een bal of een andere figuur.

Gebruik bijvoorbeeld pluche, badstof, tricot, zijde- of satijnachtige stof, leer, wol. Vul de figuur op met stukjes schuimplastic, polyether, oude nylonkousen of ander goed wasbaar materiaal.

Lekker om te voelen!

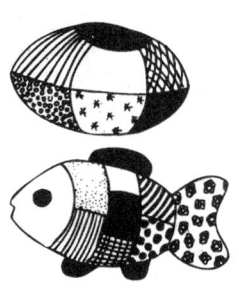

Zelfgemaakte rammelaars
Ergens tussen de leeftijd van 3 en 6 maanden gaat het kind veel plezier krijgen in zelf geluid maken: de tijd voor de rammelaar is aangebroken.

Bedenk dat u zelf heel fijne rammelaars kunt maken: doe in lege plastic doosjes en flesjes (bijvoorbeeld van baby-olie, -shampoo en -zalf) droge erwtjes of rijst, of een klein metalen belletje.

Lijm dop of deksel er stevig op.

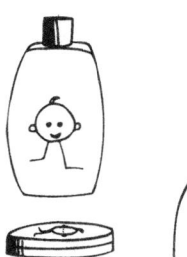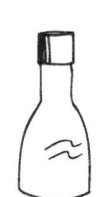

Spiegelspelletjes
Ga regelmatig met de baby voor een grote spiegel staan of houd hem een handspiegel voor terwijl hij in

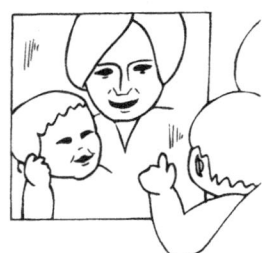

zijn stoeltje of bij u op schoot zit.
Praat erbij, en wijs aan: 'Kijk eens, wie is dat?' 'Wat doet dat kindje?'
- Kijkt de baby al in de spiegel naar zichzelf? Of naar u? Wil hij het kind in de spiegel aanraken? Lacht hij naar zijn spiegelbeeld?

Aan tafel zitten

Ga af en toe ook eens met de baby op schoot aan tafel zitten. In het begin zal hij het alleen al fijn vinden om met zijn handjes over de tafel (en eventueel het tafelkleed) te voelen en erop te slaan.

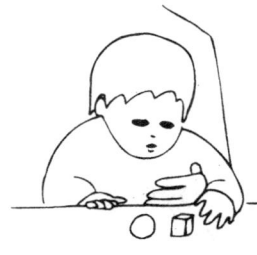

Als hij de tafel zelf niet meer zo interessant vindt, kunt u verschillende dingen voor hem neerleggen, zodat hij kan proberen om ze te pakken. Dat is weer heel wat anders dan grijpen naar hangende dingen.

Leg maar eens een fel gekleurd blokje, een rammelaar of een ander aantrekkelijk stukje speelgoed op tafel. In het begin van de periode van 3 tot 6 maanden zal het kind er misschien naar slaan en het dan af en toe raken; in de zesde maand is het al zover dat het iets wat voor hem ligt, zonder veel mikken rechtstreeks kan pakken.
- Wanneer kon de baby voor het eerst echt iets oppakken?
- Heeft hij er al plezier in om met dingen in zijn hand hard op tafel te slaan?

Bewegen

Tegen de leeftijd van 6 maanden leren veel baby's zich van de rug op de buik omrollen en weer terug. Maak u echter niet ongerust als uw kind wat later is; er bestaat hierin erg veel verschil tussen baby's!

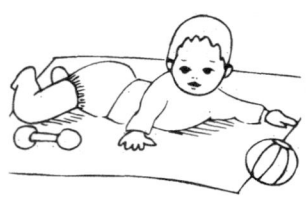

Geef uw baby de gelegenheid om te spartelen, dan komt dat omrollen vanzelf.

Houd de baby niet steeds in dat kleine wiegje, stevig ingestopt in bed of in een kinderzitje! Leg hem elke dag een tijd op een vlakke ondergrond waar hij de ruimte heeft, bijvoorbeeld op een deken op de vloer.

Bewegingsspelletjes
Optrekken tot zit
Leg de baby op zijn rug en pak zijn armpjes vast. Moedig hem aan om zich overeind te trekken, en trek hem voorzichtig op tot zit. Dit mag u alleen doen als de baby zijn hoofd zelf al wat optilt en bij het optrekken naar voren steekt.

Doe het niet meer dan één of twee keer achter elkaar. Als het kind het leuk vindt, is het een goede oefening, maar uw kind zal er niet sneller door leren zitten!

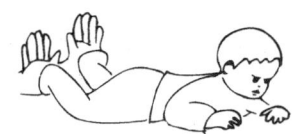

Afzetten
Leg de baby op zijn buik op een glad oppervlak en druk uw handpalmen tegen zijn voetzolen. De baby zal zich steeds meer gaan afzetten tegen uw handen om vooruit te komen.

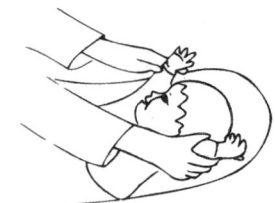

Zóóó groot!
Spelletjes waarbij baby's armpjes worden bewogen, vindt hij nog steeds heel leuk. Pak baby's handjes vast, kijk hem aan en vraag: 'Hoe groot wordt ...?' Doe onmiddellijk daarna zijn armpjes in de lucht.

Als u dit een paar keer achter elkaar doet en de baby heeft er plezier in, dan zult u voelen dat hij al snel op de vraag 'Hoe groot ...?' zijn handjes omhoog wil doen.

De omgeving leren kennen
In huis
Laat de baby, als hij wakker is, niet altijd alleen terwijl u uw werk in huis doet. Neem hem zoveel mogelijk mee en zet hem bijvoorbeeld in een babyzitje bij u neer als u de was doet, strijkt of in de keuken bezig bent. Zo ziet hij weer eens een andere omgeving en hij vindt het bovendien fijn om dicht bij u te zijn, naar u te kijken en met u te 'praten'.

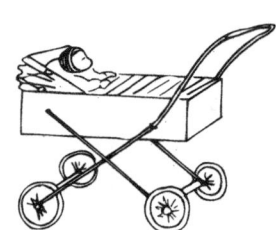

Buiten
Neem het kind regelmatig mee uit wandelen. Zorg dat het kind ook wat uit de kinderwagen kan zien, bijvoorbeeld door, als hij al wat kan zitten met steun, een kus-

sen in zijn rug te stoppen. Een babydraagzak is in deze periode trouwens ook bijzonder geschikt!

En ten slotte: geniet van uw kind zoals het nu is: een kind is leuk en 'af' in elke leeftijdsfase!

6-9 MAANDEN

Ontwikkeling

Een algemene indruk van de ontwikkeling in deze periode

Het derde kwart van het eerste levensjaar staat in het teken van ontwikkelingen die, in de loop of aan het eind van deze periode, zullen uitmonden in het bereiken van opvallende mijlpalen op verschillende gebieden van de ontwikkeling.

In de eerste plaats worden de mogelijkheden van het kind om zijn omgeving te bestuderen en te onderzoeken sterk verruimd: het kind zal in deze periode steeds meer tijd rechtop, in zittende houding gaan doorbrengen en leert zich waarschijnlijk ook wel op de een of andere wijze verplaatsen.

In deze periode begint ook het besef te groeien dat dingen en mensen blijven bestaan, ook als ze niet direct zichtbaar meer zijn, en dat je ze, als je zoekt, terug kunt vinden. Samenhangend daarmee kunnen we een opvallende ontwikkeling zien in de gehechtheid van het kind aan zijn voornaamste opvoeder: het kind raakt zeer gesteld op diens nabijheid en protesteert misschien ook al als hij weggaat. Vreemden worden aarzelend en met argwaan benaderd.

Wanneer er al veel tegen een baby gepraat is, zal hij in deze periode ook voor het eerst de betekenis van enkele zinnetjes en woorden gaan leren. De overgang naar de laatste fase in het eerste levensjaar, die meestal rond de leeftijd van 9 maanden plaatsvindt, wordt bovendien gemarkeerd door een sterke toename van de interesse in en het vermogen tot imitatie: in de periode van 6 tot 9 maanden vertoont het kind weliswaar een grote interesse in wat het ons ziet en hoort doen, maar pas in de fase die daarop volgt, zal hij dingen die hij ziet en hoort, na gaan doen.

Waarneming en interesse

Een kind in deze periode kan heel lang en geïnteresseerd kijken naar wat anderen aan het doen zijn: huishoudelijke bezigheden, knutselen, schrijven en telefoneren kunnen nu met grote belangstelling gevolgd worden.

Wanneer het kind nu voorwerpen aan het onderzoeken is, gaat het steeds meer interesse in kleine onderdelen en details vertonen. Tegen de leeftijd van 9 maanden gaat de baby kruimeltjes en pluisjes proberen te pakken en steekt zijn vingers in alle kleine gaatjes.

Bij het onderzoeken van dingen wordt de mond nog heel intensief gebruikt omdat een baby daar nu eenmaal nog het allerbeste mee kan voelen. Het in de mond steken wordt bovendien gestimuleerd door het jeukende gevoel van de tanden die nu gaan doorkomen, wat verzacht kan worden door op harde voorwerpen te bijten.

De baby die nu heel goed de plaats van een geluidsbron kan bepalen, krijgt nu steeds meer interesse in allerlei soorten geluiden. Bij geluiden als de telefoon, de deurbel, hondengeblaf, auto's, vliegtuigen of voetstappen kunnen we de baby vaak oplettend en nadenkend zien kijken. Als hij ons daarbij vragend aankijkt, is dat dè gelegenheid om op zijn interesse in te haken door hem te vertellen of te laten zien waar dat geluid vandaan komt of wat het betekent.

Leren en denken

Een heel belangrijke ontwikkeling in deze periode is de groei van het besef dat mensen en dingen ergens blijven bestaan, ook als zij uit het directe gezichtsveld verdwijnen. Als een kind (in de achtste of negende maand) eenmaal dat besef heeft, reageert het, in tegenstelling tot vroeger, heel verrast op de volgende verdwijntruc: wanneer we een stukje speelgoed of brood voor de ogen van het kind met onze hand bedekken, het dan stiekem verwijderen als het kind even niet oplet, en vervolgens onze hand optillen, zal het kind nu heel verbaasd zijn als er niets meer ligt. Het kind gaat nu ook actief zoeken naar verborgen voorwerpen of personen.

Dit alles betekent dat er in de ontwikkeling van het geheugen een belangrijke stap gemaakt is: tot nu toe was het kind alleen in staat tot herkenning, hetgeen wil zeggen dat geheugenbeelden konden worden opgeroepen door bepaalde dingen die het kind waarnam; door vergelijking van het waargenomene met geheugenbeelden kon het kind dingen herkennen, of juist tot de conclusie komen dat ze nieuw waren en hij ze niet eerder gezien had. Nu echter is het kind ook in staat tot herinnering, dit wil zeggen, het kan een geheugenbeeld ook te voorschijn halen en vasthouden als er niets aanwezig is wat dat geheugenbeeld oproept. We zullen zien dat deze ontwikkeling in het denken belangrijke gevolgen heeft voor de ontwikkeling van de band tussen kind en opvoeder.

Een tweede aspect van het denken waarin we in deze periode een snelle vooruitgang zien, is het inzicht in het verband tussen oorzaak en gevolg. Het kind begrijpt dat je met bepaalde middelen bepaalde doelen kunt bereiken: het leert dat zijn moeder gevallen speelgoed vaak opraapt als het roept of ernaar wijst, en dat het een voorwerp dat buiten zijn bereik ligt, kan bemachtigen door te trekken aan het touwtje dat eraan vastzit. Terwijl het kind in de vorige periode al wel interessante gevolgen van zijn daden opmerkte en deze dan weer herhaalde, gaat het nu bewuster uitproberen welke nieuwe effecten het met zijn gedrag allemaal bereiken kan. In hoofdstuk 2 werd al benadrukt dat het krijgen van veel positieve reacties op zijn gedrag dit experimenteren bevordert, omdat het kind meer gespitst raakt op de gevolgen van zijn daden en eerder het verband tussen gedrag en gevolg zal onderkennen.

Sociale ontwikkeling

In de periode van 3 tot 6 maanden heeft het kind al heel duidelijk onderscheid leren maken tussen bekende en vreemde personen. Aanvankelijk was er echter nog weinig verschil in de wijze waarop het kind bekenden en vreemden benaderde. Onbekenden werden in het algemeen ook vriendelijk bejegend, hoewel zij geleidelijk aan wel wat meer nadenkend werden aangestaard en wat minder snel positieve reacties bij het kind uitlokten. In de loop van de periode tussen 6 en 9 maanden zal het kind zich echter steeds gereserveerder tegenover vreemden gaan opstellen, en ten slotte zelfs bang voor hen kunnen worden. Deze vrees voor vreemden wordt ook wel '8-maandenangst' genoemd, omdat 8 maanden de gemiddelde leeftijd is waarop dit verschijnsel zich – meestal plotseling – voor het eerst voordoet. Ook hierin zijn echter weer heel grote verschillen tussen kinderen mogelijk: bij sommigen zien we de vrees voor vreemden al optreden op de leeftijd van 6 maanden, bij anderen pas op het eind van het eerste of zelfs in de loop van het tweede levensjaar. Ook de intensiteit van de vrees voor vreemden varieert sterk: sommige kinderen zijn erg bang, terwijl we bij andere nauwelijks van vrees kunnen spreken.

Welke factoren voor die verschillen nu precies verantwoordelijk zijn, is nog niet bekend. In ieder geval speelt een zekere aanleg een rol: sommige kinderen treden vanaf het begin nieuwe dingen in het algemeen veel aarzelender tegemoet dan andere.

De positieve reacties van het kind worden in de loop van deze tweede helft van het eerste jaar steeds meer gereserveerd voor bekende personen, speciaal voor degene die het meest voor hem zorgt, meestal dus de moeder. In de loop van deze periode wordt het steeds duidelijker dat het kind zich aan die voornaamste verzorger gaat hechten.

Deze gehechtheid betekent dat het kind in de nabijheid, in contact met die speciale persoon wil zijn en blijven: als díe er is, voelt het kind zich veilig en kan rustig zijn omgeving verkennen en spelen. Het kind gaat nu zelf ook steeds meer actieve pogingen doen om dat contact met die persoon te behouden of te herstellen. De baby houdt zijn moeder steeds in de gaten, probeert haar te volgen of protesteert als zij te ver weggaat, huilt en zoekt als zij weg is en is blij als ze terugkomt. Het is duidelijk dat het besef dat moeder er nog is, ook al ziet het kind haar niet meer, een voorwaarde is voor dat zoeken naar de moeder en die pogingen om haar weer terug te krijgen; zoals we al onder 'Leren en denken' zagen, groeit dit besef in de loop van deze periode en is op het eind ervan bij vrijwel alle kinderen aanwezig.

Een kind kan zich hechten aan meerdere personen die geregeld met hem omgaan, maar juist die ene die in nauwe wisselwerking met het kind de baby het best heeft leren kennen en op zijn signalen is ingegaan, neemt een speciale plaats in: déze persoon geeft het kind het meest fundamentele gevoel van veiligheid en geborgenheid, waardoor het kind helemaal zichzelf kan zijn en zich optimaal kan ontplooien.

Hoewel het kind op het eind van deze periode, en trouwens nog vele maanden daarna, de lijfelijke aanwezigheid van die verzorger nodig heeft om zich helemaal lekker te voelen, leert het op den duur om zich ook veilig te voelen als die persoon niet in de directe nabijheid is. De belangrijkste voorwaarde daarvoor is dat het kind leert dat de verzorger bereikbaar is en dat hij steeds weer terugkomt. Dat vertrouwen in de bereikbaarheid van de verzorger leert het kind met name doordat die verzorger veel op de signalen van het kind om hulp reageert wanneer het kind niet in zijn directe nabijheid is: het kind leert dan dat het zich veilig een eindje weg kan wagen. Vertrouwen in de terugkeer van de verzorger leert het kind door ervaringen met aanvankelijk heel korte en later wat langere scheidingen die onder prettige omstandigheden plaatsvinden. De oplettende opvoeder kan uit het gedrag van zijn kind heel goed opmaken wat dat kind op een bepaald moment aankan en welke ervaringen voor hem negatief geweest zijn: wanneer het kind hem angstvallig in het oog houdt, zich vastklampt en protesteert bij elke beweging die maar op weggaan lijkt, heeft het kennelijk slechte ervaringen met scheiding opgedaan en is het er bang voor de persoon aan wie hij zo gehecht is, opnieuw kwijt te raken. Die angst kan nóóit door forceren worden verminderd; hij kan alleen worden weggenomen door nieuwe ervaringen waardoor het kind steeds weer leert dat het zich veilig kan voelen omdat degene aan wie hij gehecht is, wèl bereikbaar is en terugkomt.

TAAL

Het brabbelen dat in de tweede maand na de geboorte begon, wordt ook in dit derde kwart van het eerste levensjaar voortgezet: het kind blijft zich oefenen in het produceren van alle mogelijke klanken. Op het eind van deze periode, op de leeftijd van 8 à 9 maanden, zal dit brabbelen echter een fundamenteel ander karakter krijgen. Vaak treedt deze verandering op na een relatief stille periode bij het kind, waarin het dan weer druk bezig is met het oefenen van andere dingen, zoals zijn pas geleerde vaardigheid om zich voort te bewegen.

Terwijl het kind tevoren voor zichzelf brabbelde en zijn geluidproductie niet zozeer afhankelijk was van de taal die het in zijn omgeving hoorde, draagt het nieuwe 'sociale' of 'imiterende' brabbelen wèl heel duidelijk het stempel van de tegen het kind gesproken taal. Het lijkt nu steeds meer alsof het kind weliswaar onverstaanbaar, maar toch 'echt' praat: we horen een echte zinsmelodie, relatief veel bekende klanken en ook echte herhaalde lettergrepen zoals 'bababa', 'mama' of 'papapapa'. Deze vorm van imitatie, die ergens in deze periode voor het eerst optreedt, zal in de loop van de volgende fase een hoogtepunt bereiken.

Een heel belangrijke mijlpaal in de taalontwikkeling is het begrijpen van de eerste woorden, wat bij heel veel kinderen in de loop van deze periode te constateren is. Zoals al eerder werd benadrukt, is dit wel sterk afhankelijk van de vraag of er in de voorafgaande perioden veel en duidelijk tegen het kind gepraat is. Wanneer dit inderdaad het geval is, zal het nu gaan voorkomen dat de baby bij het horen van een bepaald woord (bijvoorbeeld 'pap', 'klok', 'fles') een reactie vertoont (bijvoorbeeld in een bepaalde richting kijken), waaruit blijkt dat het kind weet wat dat woord betekent. Deze passieve woordenschat vertoont in het begin maar een heel langzame toename en heeft veel herhaling nodig om in stand te blijven. In de volgende periode echter, en voor sommige kinderen nog iets later, zal zij in verbazingwekkend tempo toenemen. Het kan niet genoeg benadrukt worden dat het dit taalbegrip is dat belangrijk is voor de latere taalontwikkeling, en niet zozeer de snelheid en accuraatheid waarmee het kind bepaalde klanken produceert en nazegt.

Motorische vaardigheden

Houding en beweging

In deze periode leren de meeste kinderen behoorlijk stevig zitten, zeker met enige steun. Het zelf in zittende positie komen duurt over het algemeen wat langer. Tussen de 6 en 9 maanden leren veel kinderen zich ook op de een of andere wijze verplaatsen: schuivend op de buik, kruipend op handen en knieën of schuivend op het zitvlak. Wanneer een baby nu bij de armen wordt vastgehouden, kunnen zijn beentjes zijn gewicht even dragen; veel kinderen hebben nu plezier in 'springen': als zij in staande positie onder de armen worden vastgehouden, laten zij zich door de knieën zakken en zetten zich dan weer af door benen en heupen te strekken. Een enkel vluggerdje trekt zich tegen het eind van deze periode aan de meubels op tot stand. Het mag hier nog wel eens benadrukt worden dat er binnen de groep van 'normale' kinderen een heel grote variatie mogelijk is in de leeftijd waarop de verschillende mijlpalen in de motoriek bereikt worden. Daarnaast is het niet mogelijk om uit de snelheid waarmee een baby deze motorische vaardigheden onder de knie krijgt, iets te voorspellen over de verdere ontwikkeling van het kind op andere gebieden. Of een baby heel snel of juist langzaam leert zitten, staan en lopen, zegt dus bijvoorbeeld helemaal niets over zijn (latere) intelligentie!

Grijpen en manipuleren

In deze periode begint de baby interesse in heel kleine dingetjes te krijgen. De meeste kinderen kunnen nu ook een kruimeltje of rozijn tussen duim en wijsvinger oppakken; daarbij wordt echter nog niet de top, maar de zijkant van de wijsvinger gebruikt.

Het samenspel tussen beide handen wordt steeds fijner: voorwerpen worden van de ene hand in de andere overgepakt en rondgedraaid, waarbij steeds meer de vingertoppen worden gebruikt. Tegen het eind van deze periode, of aan het begin van de volgende, gaat de baby met een uitgestrekt wijsvingertje dingen aanraken en betasten, en steekt die vinger ook in álle gaatjes. In de loop van deze periode van 6 tot 9 maanden groeit de vaardigheid en interesse in het uitvoeren van heel speciale handelingen met voorwerpen. Zo zien we kinderen nu vaak met de vlakke hand tegen dingen slaan, of dingen tegen elkaar slaan. Ook het opzettelijk laten vallen van voorwerpen, dus die hele volgorde van iets grijpen – optillen – hand openen en loslaten – volgen met de ogen, kan nu eindeloos herhaald worden. Een derde opvallende handeling, die soms ook pas in de volgende fase opvalt, is het ergens in grijpen met de hand: terwijl het kind vroeger de rand van een doosje of beker pakte, kan het er nu zijn hele hand in steken.

Toepassing van de principes van 'veel positief reageren' en 'inspelen op de interesse' in de periode van 6 tot 9 maanden

VEEL POSITIEF REAGEREN

Het veel positief reageren op signalen van het kind en zijn pogingen tot communicatie en contact krijgt, nu het kind zich steeds meer gaat hechten aan zijn verzorger(s), nog een extra betekenis. Doordat de verzorger de behoefte aan contact van de baby opmerkt en op zijn signalen ingaat, leert het kind door ervaring dat hij op die persoon terug kan vallen en krijgt daarvoor zoveel vertrouwen in die verzorger en in zichzelf, dat het (in de loop van het tweede jaar) die verzorger langzamerhand wat meer kan loslaten. Tot de eerste verjaardag echter zal de behoefte aan nauw contact zeker nog overheersen; het kan niet genoeg benadrukt worden dat alléén het positief reageren op die behoefte aan contact het kind op den duur zelfstandig zal maken, en niet het afwijzen of weigeren van contact en het forceren van zelfstandigheid!

INSPELEN OP DE INTERESSE

Zolang het kind zich nog niet kan voortbewegen, is het belangrijk om het, wanneer het wakker is, een plaatsje te geven vanwaar het de bezigheden van zijn huisgenoten kan gadeslaan.

Wanneer de baby zich eenmaal kan verplaatsen, wordt vaak de box de plaats waar hij het grootste gedeelte van zijn tijd doorbrengt. Natuurlijk draagt zo'n box wel bij tot het gemak van de opvoeder, en is hij voor het kind de veiligste plaats als er niet op hem gelet kan worden of als er veel andere kinderen rondlopen. Vanuit het oogpunt van het bevorderen van een optimale ontwikkeling is die box echter een onding, waar zo min mogelijk gebruik van zou moeten worden gemaakt. Het kind heeft ruimte nodig om al zijn nieuwe motorische vaardigheden te oefenen en bovendien is het erg frustrerend om in je onderzoekingsdrang steeds door de spijlen gestuit te worden. Het gemak voor de opvoeder is trouwens ook maar tijdelijk, want een kind dat steeds in de box heeft gezeten en pas op latere leeftijd de vrijheid krijgt, vraagt dàn veel meer aandacht dan een kind dat al jong zijn omgeving heeft kunnen verkennen en heeft kunnen leren wat het wel en niet mag en kan.

Omdat de aandacht voor details sterk toeneemt, is het goed het kind allerlei kleine voorwerpen of voorwerpen met kleine onderdelen te geven om te laten bekijken en onderzoeken. Let er wel op dat het kind nog alles wat los- en vastzit in de mond steekt! Huis-, tuin- en keukenspullen zijn ook nu nog minstens even interessant als het meeste speelgoed.

Het wordt nu steeds beter mogelijk om de aandacht van het kind te richten op allerlei kleine dingen en details, door ze aan te wijzen en erbij te vertellen.

Omdat het kind nu veel op het gedrag van volwassenen let en tevens steeds meer geïnteresseerd raakt in de werking en mogelijkheden van dingen, is het goed om af en toe eens voor te doen wat je met bepaalde dingen doen kunt of hoe ze werken. Hoewel u nog niet kunt verwachten dat het kind het na zal doen, zal het toch heel geïnteresseerd zijn en veel meer leren dan het ons direct laat zien.

De interesse van het kind kan ook geprikkeld worden door hem met bepaalde 'probleempjes' te confronteren waarbij hij zijn nieuwe vaardigheden gebruiken kan; met name de in het vervolg beschreven zoekspelletjes en spelletjes waarbij het erom gaat om via een omweg iets te pakken te krijgen (bijvoorbeeld door aan een touwtje te trekken of door iets opzij te duwen) zijn nu erg geliefd.

Het kind krijgt nu ook steeds meer interesse in allerlei – ook heel zachte – geluiden. We kunnen op die interesse inhaken door, wanneer we merken dat het kind ergens naar luistert, te vertellen wat het is of wie het maakt. We kunnen nu ook af en toe de aandacht van het kind proberen te richten op geluiden die hij nog niet opgemerkt had. De uitroep 'Hoor!' kan zo al snel betekenis voor het kind krijgen.

Ten slotte is het, zoals eigenlijk in elke periode, buitengewoon belangrijk om veel tegen het kind te praten, met name over dingen waar het op dat moment aandacht aan schenkt.

Spelletjes en tips

Schootspelletjes

Samen spelen, lekker dicht bij degene die hij het beste kent, dat is nog steeds het allerfijnste en ook het allerbelangrijkste voor een baby. U kunt nooit te veel tijd besteden aan dit soort contactspelletjes! Ga er op uw gemak voor zitten en al spelende zult u erachter komen wat uw kind speciaal interesseert en waar het plezier in heeft.

Aanraakspelletjes

Spelletjes waarbij het kind gekieteld, gekust of op een andere manier lekker aangeraakt wordt, vallen haast altijd in de smaak. De baby kan nu steeds beter een kleine volgorde van handelingen onthouden en ziet dus, door ervaring met een spelletje, bepaalde dingen al aankomen.

Daarom zijn aanraakspelletjes vooral heel leuk voor het kind als u, vlak voordat u het kind aanraakt, een bepaald gebaar maakt en iets zegt of roept.

Voorbeelden van zulke spelletjes zijn:

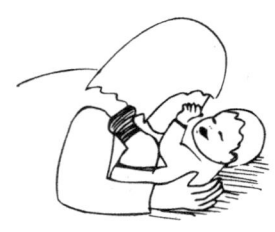

- Met happende mond langzaam dichterbij komen: 'Ik ... ga ... jou ... opeten!'
- Laat een open en dicht knijpende hand zien en zeg, steeds dichterbij komend: 'Ik ... ga ... in ... jouw ... beentje (of iets anders) knijpen!'
- Geef kusjes, vanaf de tenen langzaam naar boven over het hele (liefst blote) babylijfje, tot in dat 'enge' plekje: het nekje.
- Laat een zacht speelgoedbeestje langzaam met sprongetjes dichterbij komen en kietel het kind er dan mee.
- ◆ Welke (zelfbedachte) spelletjes vindt uw baby het leukst?
- ◆ Wat zijn zijn 'lekkere plekjes'?

◆ Merkt u na een tijdje dat de baby de spelletjes al kent, bijvoorbeeld doordat hij al opgewonden wordt als u het spelletje begint?

Spelletjes met geluid
Nog steeds is de baby heel geïnteresseerd in al die geluiden die uit uw mond komen.

Probeer eens uit welke geluiden het kind speciaal leuk of gek vindt, bijvoorbeeld:
- heel hoge of lage tonen;
- lucht tussen de lippen doorblazen ('briesen');
- fluisteren;
- bepaalde soorten klanken, zoals keel-, tong- of lipklanken.

◆ Kijkt het kind naar uw mond als u geluiden tegen hem maakt?

Geluiden opnemen
Luister eens goed naar de geluidjes die de baby zèlf maakt.

Als u een recorder hebt, neem het brabbelen dan geregeld op. Het ontwikkelt zich snel, en zo'n 'geluidenboek' is erg leuk voor later!

Het brabbelen van de baby kunt u het beste opnemen als het kind u en de microfoon niet ziet, bijvoorbeeld als hij in bed ligt. 'Gesprekjes' tussen vader of moeder en baby zijn natuurlijk ook heel leuk om op te nemen.

Nadoen
Doe eens geluidjes die het kind maakt, na. Herhaalt het kind ze nog een keer?
◆ Merkt u (op het eind van deze periode) soms ook al dat de baby geluiden van ú nadoet, bijvoorbeeld kuchen of hoesten?

Wat een gezicht!
Op deze leeftijd kent de baby uw gezicht al heel goed. Als u nu iets 'vreemds' doet met uw gezicht, zet dat het kind vaak duidelijk aan het denken: is ze dat nou nog, of niet? Die spanning gaat dan vaak over in lach-

en als hij u weer terugkent.
- Trek eens gezichten. Welke vindt de baby leuk?
- Zet eens een bril op (of af);
- of een feestneus;
- of een masker (zie bladzijde 78).
- Vindt de baby het gek als u een hoed of muts opzet?
- Doe, als het kind eens in een schuimbad zit, wat schuim op uw gezicht of uw haar.

Zorg altijd dat het kind eerst naar u kijkt, zodat het ziet hoe u verandert.

Spelletjes met een doekje

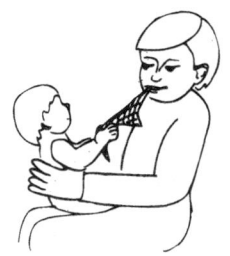

Met een spuugdoekje, slab of grote zakdoek kunt u heel leuke spelletjes met uw baby spelen:

Uit de mond trekken
Neem een punt van het doekje in uw mond en schud dan met uw hoofd (veel baby's vinden dat op zich al heel leuk!). Laat de baby het doekje pakken (geef hem eventueel een punt in de hand) en uit uw mond trekken. Dolle pret, vooral als u er ook nog geluid bij maakt of 'gezichten' trekt!
♦ Laat de baby merken dat hij het spelletje nog eens wil doen, bijvoorbeeld door met het doekje te wapperen of door het terug te geven?

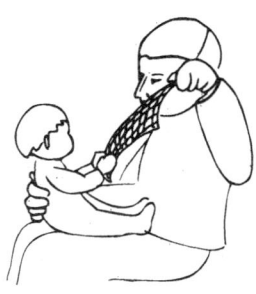

'Trekken'
Wapper het doekje boven het hoofd van het kind en laat het hem pakken. Houd het zelf ook aan een punt vast en trek er met zachte rukjes aan. Als u 'trekken! trekken!' roept en er overdreven inspanningsgeluiden bij maakt, is de kans groot dat het kind met veel plezier gaat meetrekken. Laat de baby winnen!

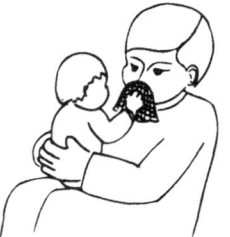

'Poetsen'
Veeg met het doekje over baby's mondje. Geef het hem dan in de hand, kom met uw mond dichterbij en zeg: 'nou mama's mondje óók afvegen!'
Houd in het begin eventueel baby's handje vast.
Als de baby dit spelletje eenmaal mee heeft ge-

daan, zal hij met veel plezier alle monden (ook van pap, de beer en de pop) afpoetsen.

Kiekeboe
Leg, terwijl het kind u aankijkt, het doekje over uw hoofd. Leun naar de baby toe en moedig hem aan, het doekje weg te trekken.

Doet het kind dit nog niet, doe het dan zelf, als u vlak bij zijn gezicht bent. Roep 'piep!' of 'kiekeboe!' als hij u weer ziet.

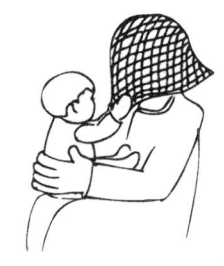

Samen plaatjes kijken

Sommige kinderen hebben nu al interesse voor plaatjes. Probeer het eens uit door samen een plaatjesboekje met stevige (kartonnen) bladzijden door te bladeren. Kies een boekje met grote, felgekleurde plaatjes, liefst met maar één plaatje op elke bladzijde.

In het begin vindt het kind het misschien alleen maar leuk om het boekje in zijn mond te steken, te betasten en de bladen om te slaan. Laat hem rustig zijn gang gaan, als hij dat leuk vindt: hij hoeft er niet per se in te kijken!

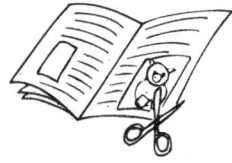

U kunt ook gekleurde plaatjes (niet te klein!) uit tijdschriften of folders knippen en ze op stevig karton plakken, eventueel met doorzichtig plakplastic eroverheen. U merkt zelf wel welke plaatjes uw kind het leukst vindt: met baby's erop, dieren of speelgoed?

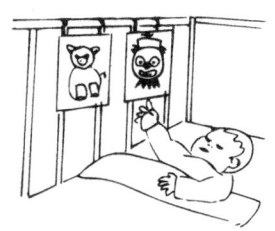

U kunt deze plaatjes samen bekijken, er dingen op aanwijzen en erover praten. De plaatjes zijn ook leuk om op te hangen, bijvoorbeeld in het bedje of aan de muur.

In het gedeelte over de periode van 9 tot 12 maanden staat beschreven hoe u zelf een boekje voor uw baby kunt maken (bladzijde 124). Als uw kind nu al veel plezier heeft in plaatjes kijken, kunt u al aan zo'n boekje beginnen.

Praat veel tegen uw baby

Praat over dingen die u vlak daarna met de baby gaat doen ('nou gaan we je handjes wassen'). Juist door steeds éérst de woorden te horen en dan te merken

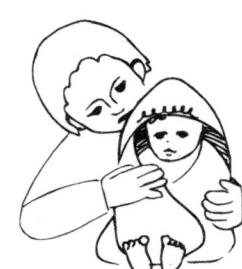

wat ze betekenen, leert het kind begrijpen wat er tegen hem gezegd wordt.

Praat over het hier en nu
Praat over dingen die het kind nú kan zien, horen, voelen, ruiken, en waar hij op let. Bijvoorbeeld: 'Zo, en nu de cape om je heen. Lekker warm hè?' Natuurlijk zijn liedjes en verhalen die u vertelt en waarvan het kind niet direct de betekenis ziet, ook heel belangrijk, wanneer u gezellig met de baby bezig bent. Maar een kind leert het beste taal te begrijpen als het direct kan zien, voelen, horen, ruiken waar het om gaat.

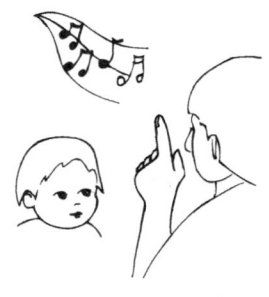

Hoor!
Als u merkt dat de baby ergens naar luistert, vertel dan waar dat geluid vandaan komt of wijs het aan. Als er een geluid klinkt (een blaffende hond, auto, telefoon, voetstappen, radio), en het kind lijkt het geluid niet op te merken, probeer dan af en toe de aandacht van het kind op zo'n geluid te vestigen, bijvoorbeeld door te zeggen: 'Hoor! dat is ...' Na een tijdje zal het kind leren dat er iets te horen is als u 'Hoor!' zegt, en zal het zoeken waar het geluid vandaan komt.

◆ Wanneer merkte u voor het eerst op dat de baby luisterde, toen u 'Hoor!' zei?

Waar is ...?
Als u maar vaak genoeg de namen genoemd hebt van mensen en dingen die het kind vaak ziet, dan is de kans groot dat de baby ergens in deze periode zijn eerste woordjes gaat begrijpen.

U kunt te weten komen welke woorden uw kind kent, door te vragen: 'Waar is ...?'

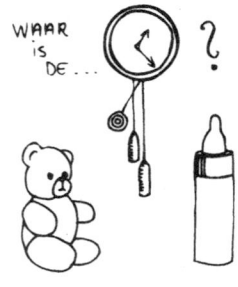

Uit de reactie van de baby kunt u heel goed opmaken of hij een woord kent: kijkt hij bijvoorbeeld in de richting van wat genoemd werd?

Stel zulke vragen alleen als het kind op zijn gemak is (dus niet als de kamer vol bezoek zit) en ook niet als het kind net verdiept is in zijn eigen spel; het zou anders een hekel kunnen krijgen aan dit soort spelletjes en dat is nu juist niet de bedoeling!

Muziek

Luister geregeld met uw baby naar (niet te harde) muziek en zing en beweeg mee: dat stimuleert het plezier in en het gevoel voor muziek bij het kind.

Wanneer u vaak dezelfde kinderliedjes speelt of zingt en er bepaalde bewegingen bij maakt of de baby op de maat meewiegt, leert hij de liedjes langzamerhand kennen. Op een gegeven moment zult u merken dat het kind al lacht of gaat bewegen, wanneer u de eerste regels van een bekend liedje zingt.
- ◆ Is er al een liedje dat de baby speciaal heel mooi vindt?

Samen dingen bekijken

De baby is nu geïnteresseerd in al die dingen in huis en buiten die voor u al heel gewoon zijn geworden. Loop eens met het kind op de arm door het huis en door de tuin, en geef het zo de kans om van alles te bekijken en te betasten:
- bloemen en planten;
- boomtakken en bladeren;
- gordijnen;
- kastdeurtjes die open en dicht kunnen;
- schilderijen of platen aan de muur.

Door erover te praten wordt het nog interessanter!

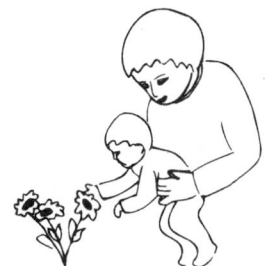

Wijzen

U kunt nu beginnen met het kind allerlei dingen aan te wijzen waar het niet direct bij kan. Begin met het aanwijzen van dingen die heel dichtbij zijn, zodat u ze meteen kunt pakken of aanraken als het kind niet direct begrijpt waar u naar wijst.

Langzamerhand zal de baby nu leren om in de richting te kijken die u met uw hand aanwijst, en niet meer naar die hand zelf, zoals hij eerst deed.

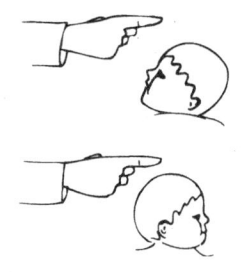

Naar buiten kijken

Ga zo af en toe eens met de baby op de arm voor het raam staan, wijs hem op bepaalde dingen ('kijk, daar lopen kindjes!') en vertel erover.
- ◆ Wanneer merkte u voor het eerst dat de baby echt

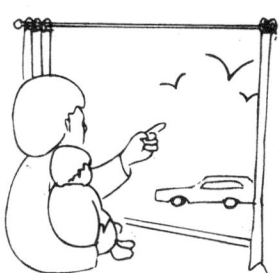

geïnteresseerd naar buiten keek en dingen volgde die daar gebeurden?

Kleine dingetjes aanwijzen
Als u met uw kind rondloopt of het dingen geeft om te bekijken, wijs het dan eens op bepaalde details, zoals een gaatje in de muur, een sleutelgat, een kruimeltje, een draadje op uw trui.

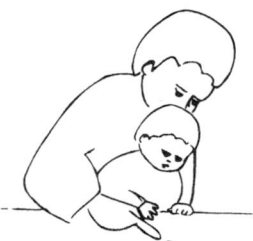

◆ Wanneer begon uw kind aandacht voor zulke details te krijgen?

Spiegelspelletjes
Ga geregeld met de baby voor een grote spiegel staan. Hij beseft nog wel niet dat hij dat zelf is die hij daar ziet, maar hij vindt het toch wel heel wonderlijk, dat kind dat steeds beweegt als hijzelf het ook doet, en dat je niet kunt pakken.

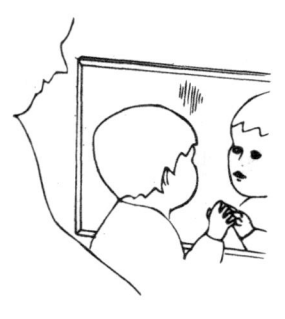

- Pak baby's handje en laat hem 'dag'-zwaaien naar het kindje in de spiegel.
- Trek baby's aandacht ook eens naar uzelf in de spiegel, door 'gezichten' te trekken of iets te roepen. Kijkt hij nu ook om naar de 'echte' moeder?
- Pak baby's handje en laat hem de baby in de spiegel aanraken. Doet hij het zelf ook?
- Houd ook zijn voetjes eens tegen de spiegel. Vindt hij het leuk om zelf tegen de voeten van dat andere kind aan te trappelen?

Eten
Laat het kind zoveel mogelijk zelf stukjes brood en fruit pakken en in zijn mond stoppen.

Leg ze één voor één neer op het blad van de kinderstoel, of laat hem de stukjes van uw hand pakken, wanneer hij nog niet zelf zit.

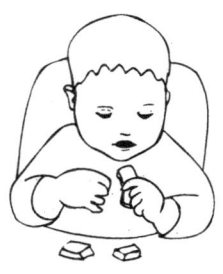

Het kind kan zo lekker het eten voelen, en bovendien vindt het het fijn om zelf iets te doen. Vette handjes zijn toch zo weer afgeveegd!

Speelgoed
Geef uw baby eens een oud tijdschrift of gekleurde folders uit de brievenbus, om lekker mee te frommelen

en te scheuren. Ook een flink lang stuk van een rol toiletpapier kan nu veel plezier opleveren.

Blijf wel in de buurt, voor het geval dat de baby stukjes papier in zijn mond steekt!

Zoek eens huishoudelijke voorwerpen die uw baby leuk zal vinden om te bekijken en te onderzoeken. Vooral dingen met kleine beweegbare onderdelen of met gaatjes erin zijn nu in trek. Enkele voorbeelden:
– plastic vergiet;
– sleutelbos;
– plastic pannenboender;
– stop van de gootsteenafvoer, met kettinkje eraan;
– een snoer van zelf aangeregen knopen, allemaal verschillend van vorm en kleur;
– schakelkettinkje (bijvoorbeeld een armband).

Let op: Houd er rekening mee dat alles in de mond gestopt wordt, dus geen scherpe randjes, loszittende delen, afgevende of giftige verf!
◆ Wat is nu het favoriete speeltje van uw kind?

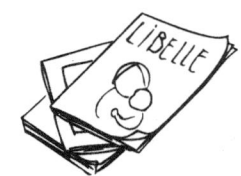

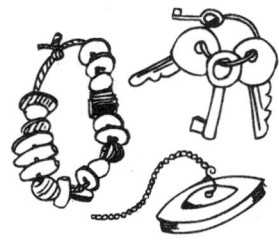

Stapelbekers
Uw kind zal echt veel plezier hebben van die gekleurde plastic bekertjes van verschillende afmetingen, die precies in elkaar passen. Ze worden wel stapelbekers of -doosjes genoemd en zijn in haast alle baby- en speelgoedzaken te koop. Kies vooral de meest eenvoudige ronde bekertjes, en niet de vierkante. Ronde doosjes zijn in het begin veel gemakkelijker in elkaar te zetten: minder passen en meten dan bij vierkante doosjes.

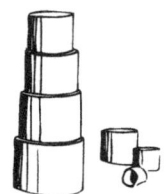

Washandjes en zakdoeken
Geef uw kind, als het op de grond zit of op zijn buik ligt, eens een stapeltje washandjes of opgevouwen zakdoeken.

Sommige kinderen kunnen heel lang ingespannen bezig zijn met ze steeds maar weer van de ene plaats naar de andere te verleggen!

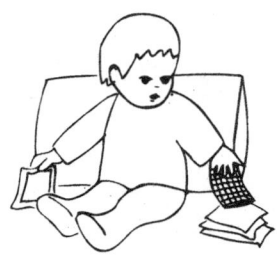

Samen aan tafel zitten

Als de baby nog niet zelf kan zitten, ga dan af en toe eens met hem op schoot aan tafel zitten. Zo kan het kind weer eens heel anders en ook soms gemakkelijker spelen dan liggend of in een babyzitje. Geef hem eens een (plastic) kopje of bekertje met een lepeltje, of zijn stapelbekertjes.

Bind eens een touwtje aan een stukje speelgoed waar het kind graag mee speelt. Leg het speeltje buiten bereik van het kind, maar leg het touwtje strak naar hem toe, zodat hij dat wèl kan pakken.

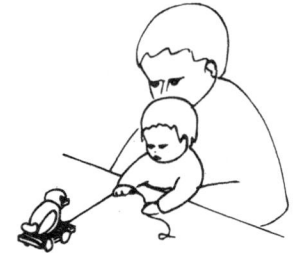

In het begin zal hij misschien lekker met alleen het touwtje gaan zitten spelen. Laat hem maar rustig spelen, hij hóeft niet te trekken!
◆ Wanneer snapte de baby voor het eerst dat hij het speeltje kon pakken door aan het touwtje te trekken?

Samen op de vloer

In deze periode beginnen veel kinderen zich voor het eerst voort te bewegen, schuivend op de buik, rollend, kruipend, of schuivend op het achterwerk. Geef de baby de kans en de ruimte om te leren kruipen door hem niet steeds maar in de box te leggen, maar ook geregeld (op een deken) op de vloer.

Leg ook wat aantrekkelijk speelgoed net buiten zijn bereik op de grond. Het kind ziet dan dat het iets leuks kan pakken als het ernaartoe schuift en dat zal hem ertoe uitdagen om te gaan kruipen.

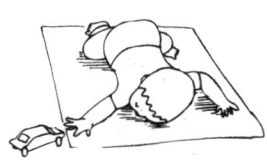

Nu het kind steeds meer tijd op de vloer gaat doorbrengen, kunt u daar ook heel fijn samen spelen.

Wanneer u ook op de grond zit, bent u op gelijke hoogte met uw kind en dat vindt het veel fijner dan wanneer u, zittend in een stoel, 'vanuit de hoogte' op hem neerkijkt. U zult merken dat u ook wanneer uw kind wat ouder is, een veel beter contact met hem hebt wanneer u van uw stoel afkomt en op gelijke hoogte met hem speelt.

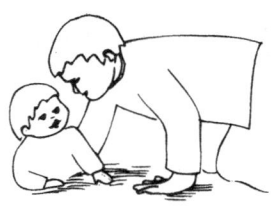

Als uw kind op zijn buik op de vloer ligt en het kijkt naar u, kruip dan zelf eens naar hem toe, kruip eens om hem heen of van hem weg. Dat alleen al wekt

vaak de lachlust van heel veel baby's op!
Kruip van een afstand eens heel langzaam naar de baby toe en zeg, al kruipende: 'Ik... kom... jou... pakken!'

Torens omslaan
Bouw eens een torentje van blokken voor het kind, of zet een stel andere dingen op elkaar, vooral dingen die geluid maken als ze vallen. De meeste kinderen kunnen in deze periode met eindeloos veel plezier torentjes omduwen en genieten ervan als u daar ook nog heel overdreven van 'schrikt'.

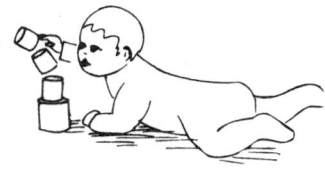

Rollen met een bal
Als het kind op de grond zit of op zijn buik ligt, trek dan eens zijn aandacht naar een kleurige bal of balletje. Rol, terwijl het kind kijkt, de bal heel zachtjes een eindje weg.
♦ Volgt het de bal met zijn ogen?
Begin met kleine stukjes en met heel zachtjes rollen. Als het kind de bal goed kan volgen, kunt u het moeilijker maken door de bal sneller en verder te rollen.
♦ Draait de baby zijn hele hoofd mee om de bal na te kijken?
Laat de bal ook eens wat stuiteren, dat is voor het kind ook leuk (en moeilijk) om naar te kijken.

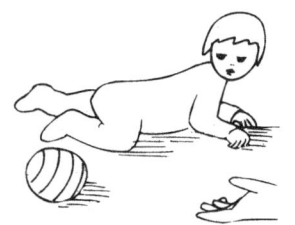

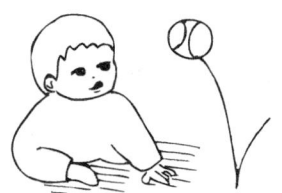

Dingen laten vallen
De baby kan nu steeds beter vallende dingen met de ogen volgen, ook als ze geen geluid maken. Probeer het maar eens: laat de baby, als hij op schoot of in de kinderstoel zit, een kleurig stukje speelgoed zien. Laat het, terwijl hij ernaar kijkt, vallen.
♦ Kijkt de baby naar de vloer?
Als hij het nog niet kan volgen, laat het dan eerst eens van een heel kleine hoogte vallen, dat is veel gemakkelijker.
♦ Hebt u al gemerkt dat uw baby zelf opzettelijk allerlei dingen laat vallen?

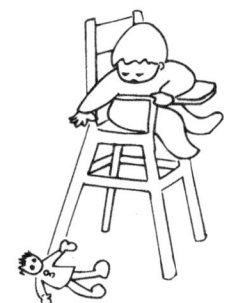

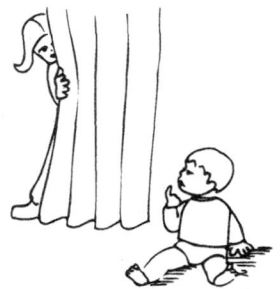

Zoekspelletjes

Ergens rond de leeftijd van 8 à 9 maanden leert het kind dingen die verstopt zijn, zoeken en terugvinden. Het idee dat dingen die je niet meer ziet, toch nog blijven bestaan, groeit langzaam, en u kunt daar met allerlei spelletjes op inspelen.

Het leukste is natuurlijk, als u uzelf verstopt! Ga, terwijl het kind naar u kijkt, achter een stoel, gordijn of om een hoekje staan.

◆ Blijft het kind kijken naar de plaats waar u verdween?

Als het kind dat niet doet, roep dan zijn naam en laat een klein stukje van uzelf zien.

Als het kind eenmaal doorheeft dat u blijft op de plaats waar u verdwenen bent, kunt u het nog een beetje moeilijker maken door u te verstoppen terwijl hij even niet naar u kijkt. Roep zijn naam. Zoekt hij u?

Blijf praten en laat een stukje van uzelf zien. Knuffel de baby eens lekker als hij u zo 'gevonden' heeft, dat maakt het spelletje nog spannender!

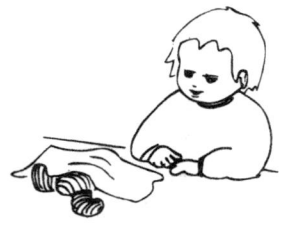

Dingen verstoppen

Probeer ook eens of uw baby al een ding, dat u voor zijn ogen verstopt, kan terugvinden. Het is wel belangrijk dat u iets verstopt wat het kind mooi vindt of wat het graag wil hebben (bijvoorbeeld een stukje brood of koek).

Laat het aan het kind zien, leg het dan voor hem op tafel of op de vloer en leg er, terwijl hij kijkt, een doekje (slab, spuugdoekje) overheen. Doe het in het begin zo dat er nog een stuk van het voorwerp onder het doekje uitsteekt; dat is al moeilijk genoeg!

Hóór! Het is er nog!

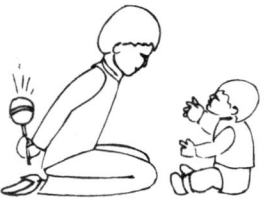

Als de baby zo'n half verstopt speeltje kan terugvinden, verstop het dan eens helemaal. Zorg er wel voor dat de baby ziet wat u allemaal doet. Als het nog te moeilijk is, kunt u het kind helpen door iets te verstoppen waarmee u geluid kunt maken, bijvoorbeeld een pieppopje of rammelaar. Wanneer u dat ding onder de doek hebt verstopt, kunt u even op de doek slaan om het kind te laten horen dat het speeltje er nog steeds is.

Op dit spelletje kunt u ook nog allerlei variaties bedenken: houd bijvoorbeeld eens een pieppop of rammelaar achter uw rug, achter baby's rug, of onder de tafel.

◆ Zoekt het kind in de richting vanwaar het geluid komt?

Beweging
'Springen'
Veel kinderen vinden het nu fijn om te springen of te dansen. Als het kind onder de armen vastgepakt wordt, laat het zich door de knieën zakken en zet zich dan weer af door zijn benen te strekken.

Sommige kinderen kunnen zo wel eindeloos blijven springen.

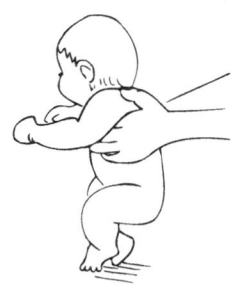

Stoeien
Ook allerlei andere spelletjes waarbij het kind lekker veel beweging voelt, vindt het nu heel spannend, bijvoorbeeld 'hop hop paardje' of boven uw hoofd 'vliegen'.
◆ Welk spelletje vindt uw baby het allerfijnst?

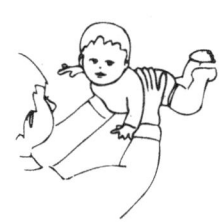

Springstoeltje
In sommige babywinkels zijn springstoeltjes voor baby's te koop, die u in de deuropening of op een andere plaats (bijvoorbeeld onder aan een spiltrap) kunt ophangen. Ze zijn geschikt vanaf de leeftijd waarop de baby zijn hoofd goed rechtop kan houden, tot de leeftijd waarop hij gaat lopen.

Het stoeltje wordt zo opgehangen dat het kind wanneer het erin zit, net met zijn voetzolen plat op de grond komt. Door de trekveer die in de ophanging zit, kan het kind nu zelf op en neer springen, en dat is nou nèt wat veel baby's op deze leeftijd heerlijk vinden.

Het voordeel van zo'n stoeltje is dat het kind er zich lekker vrij in kan bewegen en ook fijn 'vrij' rechtop staat. Bovendien kan het zo goed rondkijken en al-

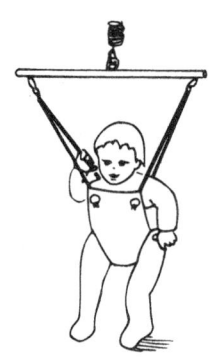

les overzien. Dat geeft de baby een geweldig machtsgevoel.

Als u thuis ruimte genoeg hebt en een plaats om het op te hangen, kan zo'n stoeltje een bron van plezier zijn voor uw baby.

Let op:
- Koop er een waarvan het zitje de vorm heeft van een zak of broek die strak om het lichaam van het kind wordt vastgemaakt (zie plaatje). Hierin voelt een kind zich lekkerder dan in zo'n stoeltje met een metalen frame, waar het min of meer los in zit.
- Zorg ervoor dat het kind zich niet kan bezeren wanneer het zijwaarts gaat schommelen, wat het in het begin nog niet, maar later zeker zal gaan doen.
- 'Parkeer' de baby er niet in! Geregeld een korte tijd lekker zitten of springen is fijn, maar vrij bewegen op de vloer blijft toch het allerbelangrijkste!

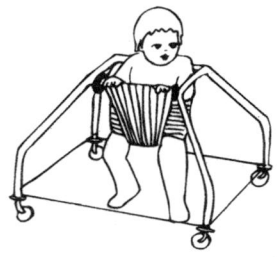

Loopstoeltje
In veel winkels zijn ook loopstoeltjes te koop waarin het kind zich al kan voortbewegen voordat het echt zelf kan staan. Bedenk, voordat u zo'n stoeltje aanschaft, dat u eigenlijk over een grote, vrije loopruimte in huis moet beschikken, wil het kind er plezier van hebben: het is alleen maar frustrerend als het kind bij allerlei meubelstukken blijft steken. Houd er bovendien rekening mee dat lang niet alle kinderen zo'n loopstoeltje leuk vinden!

Mocht u toch zo'n stoeltje hebben of willen kopen, let dan goed op de veiligheid van het kind, met name op de volgende twee punten:
- Houd er rekening mee dat de baby nu veel meer dingen kan pakken die gevaarlijk voor hem zijn, zoals stopcontacten en tafelkleden.
- Let op de stabiliteit van het stoeltje: sommige van deze stoeltjes kiepen om als de wieltjes ergens tegen blijven steken (bijvoorbeeld tegen een drempel, vloerkleed of oneffenheid in de stoep) en het kind toch doorloopt (zie plaatje).

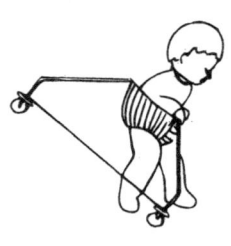

Laat de baby u zien en horen
De baby gaat nu steeds duidelijker laten merken dat hij graag bij u in de buurt wil zijn. Laat hem daarom niet te lang alleen in de kamer, als u zelf ergens anders aan het werk bent.

Laat de baby spelen op een plekje waar hij u kan zien en horen.

Straks (of misschien nu al!) gaat de baby angstig worden als hij alleen gelaten wordt. Loop daarom nooit zomaar opeens de kamer uit, maar zeg dat u zó weer terugkomt. Langzamerhand leert de baby dan door ervaring dat hij daarop gerust kan zijn.

En ten slotte: geniet van uw kind zoals het nu is; een kind is leuk en 'af' in elke leeftijdsfase!

9-12 MAANDEN

Ontwikkeling

EEN ALGEMENE INDRUK VAN DE ONTWIKKELING IN DEZE PERIODE

Als afsluiting van de vorige periode bereikte het kind op verschillende gebieden van zijn ontwikkeling belangrijke mijlpalen. Dit maakt dat het kind in de laatste drie maanden van het eerste levensjaar toch wel fundamenteel anders is dan in de voorafgaande perioden: we zouden kunnen zeggen dat het kind nu niet meer echt 'baby' is. De nieuwe inzichten en vaardigheden waarmee het kind aan deze periode begint, worden in de loop van deze drie maanden versterkt en verder uitgebouwd.

Van nu af brengt het kind het grootste gedeelte van de dag rechtop door. Het feit dat het kind alléén kan zitten en dat het zich kan verplaatsen, maakt dat het nu veel minder afhankelijk is en meer kans heeft om zèlf zijn omgeving te gaan onderzoeken.

De baby lijkt ook meer mens te zijn geworden door de twee nieuwe, echt sociale vermogens tot taalbegrip en imitatie van woord en gebaar, die in de periode van 9 tot 12 maanden opeens heel sterk op de voorgrond treden. Allesoverheersend is in deze periode echter de behoefte aan nauw contact met degene aan wie het kind zich gehecht heeft. Alleen wanneer het kind die figuur bereikbaar weet, kan het zich rustig aan oefening en uitbreiding van zijn nieuwe vaardigheden wijden. Pas in het tweede levensjaar zal het kind vanuit die veilige geborgenheid wat meer afstand gaan nemen van die verzorger: letterlijk, om zijn omgeving te gaan verkennen, maar ook figuurlijk, met name in het ontwikkelen van een eigen wil.

LEREN, DENKEN EN INTERESSE

Net als in de voorafgaande periode is het kind ook nu zeer geïnteresseerd in wat de mensen in zijn omgeving doen. Het verschil met die periode is dat het veel dingen nu ook kan en wil nadoen: het wil óók deurtjes open- en dichtdoen, op de knopjes van de tv drukken en met de bezem vegen.

De interesse in details bereikt nu een hoogtepunt. Veel kinderen (maar echt niet allemaal!) beginnen het nu leuk te vinden om samen met hun ouders plaatjes in prentenboekjes te bekijken: zij kijken heel geïnteresseerd naar wat aangewezen wordt en gaan zelf ook met hun hele hand of alleen met een wijsvingertje over de plaatjes. Bekende personen en dingen kunnen nu vanaf een foto herkend worden.

Bij het onderzoeken van voorwerpen is het kind, nog meer dan in de vorige periode, gespitst op de mogelijke werking ervan; zo kan het kind tijden achtereen heel geconcentreerd een deur of het deksel van een doosje open- en dichtdoen. Het is heel belangrijk het kind de gelegenheid te geven tot dit soort oefeningen en het daarbij zo min mogelijk te storen.

Het herinneringsvermogen van het kind wordt steeds beter: het kan nu bijvoorbeeld langer achtereen blijven zoeken naar een verstopt voorwerp of een verdwenen persoon, en gaat daarbij ook steeds beter redeneren. Door dit betere geheugen en door het groeiende inzicht in de relatie tussen oorzaak en gevolg, wordt het voor het kind nu mogelijk om bepaalde heel simpele regels te leren over enkele dingen die niet mogen, bijvoorbeeld voorwerpen waar het niet aan mag zitten of plaatsen waar het niet mag komen. Er zijn twee belangrijke punten die bij dit leren van de eerste regels in het oog gehouden moeten worden. In de eerste plaats mogen het er niet te veel zijn. Wanneer we een kind dat vrij rondkruipt in de kamer, willen leren dat het bepaalde dingen niet mag pakken, kunnen we het beste beginnen met de kamer zo in te richten dat er slechts één of twee 'verboden' dingen zijn (de rest kunnen we bijvoorbeeld zolang wegzetten); later kunnen dat er langzamerhand meer worden, maar een te groot aantal ineens maakt de situatie voor het kind verwarrend en kan angstigheid of juist omgekeerd, koppigheid veroorzaken.

Een tweede punt dat we in het oog moeten houden, is de noodzaak om de gestelde regels consequent toe te passen: juist wanneer er af en toe uitzonderingen op worden gemaakt, weet het kind niet meer waar het aan toe is, en kunnen we het ook niet kwalijk nemen dat het blijft proberen zijn zin te krijgen! Wanneer we een kind willen leren dat het ergens niet aan mag komen, moeten we beginnen met het te waarschuwen (dus: het aan de regel te herinneren) zodra het aanstalten maakt om het te pakken. Wanneer het gehoorzaamt, is prijzen erg belangrijk; stoort het zich niet aan de waarschuwing, dan moeten we consequent en onmiddellijk ingrijpen door het kind daar weg te halen. Dit ingrijpen hoeft echt niet in strijd te zijn met het principe van 'veel positief reageren op gedrag van het kind'. Wanneer we het kind laten blijken dat we begrijpen wat het wil, het vriendelijk uitleggen dat en waarom het niet kan, en het, wanneer het boos wordt, afleiden door bijvoorbeeld iets anders te geven, dan zal dat de band tussen kind en opvoeder echt niet schaden. Het is niet goed voor een kind om àlles te mogen. Het is aangetoond dat kinderen die weliswaar veel vrijheid krijgen, maar toch via het onthouden van een paar regels moeten leren om met anderen rekening te houden, zich beter ontwikkelen dan kinderen die alles of juist heel weinig mogen.

Sociale ontwikkeling

De meeste kinderen met een vaste verzorger die veel op de signalen van het kind reageert, vertonen aan het begin van deze periode al een duidelijke gehechtheid aan deze figuur. Al eerder werd benadrukt dat het belangrijk is die behoefte aan contact met die speciale persoon zoveel mogelijk te bevredigen, zodat het kind door ervaring een vertrouwen in de bereikbaarheid van die figuur kan ontwikkelen.

Overigens gaan veel kinderen zich tegen het eind van het eerste levensjaar ook hechten aan andere personen die regelmatig voor het kind zorgen of met hem spelen; die ene figuur echter blijft meestal in dit opzicht het belangrijkst en biedt het kind het grootste gevoel van veiligheid. Het is heel goed als het kind – binnen die veilige relatie met zijn opvoeders – al tot wat zelfstandigheid wordt aangemoedigd, bijvoorbeeld in de vorm van zelf brood eten, zelf het bekertje leegdrinken. Het kind begint in deze periode namelijk heel gevoelig te worden voor lof en waardering, vooral van de personen aan wie het gehecht is. Door aanmoediging van die eerste pogingen om dingen zelf te doen, zal het kind zeker in zijn zelfvertrouwen gesterkt worden.

Taal

Dit laatste kwartaal wordt gekenmerkt door 'sociaal' of 'imiterend' brabbelen, dat steeds meer de kenmerken van de eigen moedertaal gaat vertonen: we horen een echte zinsmelodie, bekende klanken en lettergreepvorming. Hoewel het kind nu in principe klanken die het hoort, kan nazeggen, heeft het met sommige klanken veel minder moeite dan met andere, die we pas in de loop van het tweede levensjaar zullen gaan horen. In deze periode van 9 tot 12 maanden overheersen 'a'-achtige klinkers, en bij de medeklinkers komen de 'p' en de 'm' het meeste voor.

Sommige kinderen kunnen nu al hele woorden nazeggen, maar echt woordgebruik in de zin van het systematisch zelf gebruiken van een woord in verband met een bepaald ding of bepaalde persoon, komt voor de eerste verjaardag zelden voor.

Veel kinderen gaven in de vorige periode al blijk van het begrijpen van woorden en zinnetjes. Wanneer er veel tegen een kind gepraat wordt, kan deze begrijp-woordenschat zich al voor het eind van het eerste levensjaar sterk ontwikkelen. De meeste kinderen reageren nu op hun naam, kijken naar bepaalde personen en dingen wanneer de naam ervan genoemd wordt, of geven er op een andere wijze blijk van dat zij weten wat bepaalde zinnetjes betekenen. Het mag hier nog wel eens benadrukt worden: in de eerste jaren moet, bij het beoordelen van de taalontwikkeling van een kind, veel meer belang worden gehecht aan zijn taal*begrip* dan aan de klank*productie*.

MOTORISCHE VAARDIGHEDEN

Houding en beweging
Vrijwel alle kinderen leren zich nu op een of andere wijze voortbewegen. In de loop van deze periode kunnen bijna alle kinderen zelf gaan zitten, en zitten dan ook stevig. De meeste kinderen gaan zich nu ook optrekken tot stand en leren zijwaarts langs de meubels te schuifelen. Sommige kinderen kunnen even los staan; zelf los lopen is echter voor de eerste verjaardag een grote uitzondering!

Het oefenen van al deze nieuwe vaardigheden is voor een kind in deze periode een heel belangrijke bezigheid. Sommigen gaan er zó in op dat ze voor andere dingen nauwelijks aandacht lijken te hebben. Vrijwel altijd wordt die aandacht, na zo'n periode van stormachtige ontwikkeling op één gebied, vanzelf weer op andere dingen gericht.

Het omgaan met voorwerpen
De interesse in details bereikt nu een hoogtepunt. De meeste kinderen kunnen nu met de toppen van duim en wijsvinger een kruimeltje of rozijntje oprapen. Veel kinderen leren nu om een ander iets aan te geven.

Er is veel interesse in de specifieke werking van dingen; zo krijgen voorwerpen die open en dicht kunnen, veel aandacht: baby's kunnen nu heel lang en geconcentreerd deuren en deksels open- en weer dichtdoen en de bladen van boekjes omslaan.

Het is opvallend dat kinderen nu opeens veel vaker dan vroeger verschillende voorwerpen op de een of andere wijze met elkaar gaan combineren: dingen ergens in doen en er weer uit pakken, dingen tegen elkaar houden, slaan of wrijven en dingen op elkaar leggen of zetten zijn nu geliefkoosde bezigheden.

Toepassing van de principes van 'veel positief reageren' en 'inspelen op de interesse' in de periode van 9 tot 12 maanden

Veel positief reageren

Ook nu blijft het uitermate belangrijk om in te gaan op de behoefte van het kind aan contact met degene(n) aan wie het gehecht is. Daarnaast is het belangrijk zoveel mogelijk zelfstandigheid bij het kind aan te moedigen door het zelf dingen te laten doen en het daarvoor te prijzen.

Nu het denkvermogen van het kind wat beter ontwikkeld is, hoeft 'veel positief reageren' niet meer te betekenen dat het kind altijd zijn zin krijgt. Wanneer het kind eenmaal een goede band heeft met zijn opvoeder en zich fundamenteel geaccepteerd voelt, zal het invoeren van enkele regels die relatie niet schaden en zelfs een positieve invloed kunnen uitoefenen op de ontwikkeling van het kind. (Enkele punten die belangrijk zijn bij het aanleren van die eerste regels, werden besproken onder 'Leren, denken en interesse' in deze periode.)

Inspelen op de interesse

Wat betreft het omgaan met voorwerpen zien we in deze periode een grote interesse in details, in de speciale werking van dingen en in de meest eenvoudige vormen van combineren van verschillende voorwerpen. Het is dan ook belangrijk ervoor te zorgen dat het kind voorwerpen tot zijn beschikking heeft waarop het deze interesse kan botvieren. Ook nu is het weer zo dat heel veel huis-, tuin- en keukenspullen en zelfgemaakt spelmateriaal voor dit doel minstens even geschikt zijn als kant-en-klaar gekocht speelgoed. Toch zijn er voor kinderen in deze ontwikkelingsfase ook enkele stukken speelgoed te koop die heel goed inhaken op hun interesses en vaardigheden van dat moment; dit speelgoed zal in het 'spelletjes en tips'-gedeelte worden besproken.

Het is belangrijk het kind niet te veel voorwerpen of speelgoed tegelijk te geven; een hele berg speelgoed in de buurt maakt het voor een kind moeilijk te kiezen en kan – zeker bij kinderen die zich snel laten afleiden – leiden tot oppervlakkig en chaotisch spel. Het is beter als het kind over een beperkt aantal dingen kan beschikken; de rest kan zolang worden opgeborgen en is dan na een tijdje weer nieuw en interessant voor het kind.

We kunnen inhaken op het nu groeiend vermogen tot en de interesse in imitatie van het gedrag van anderen, door het kind de kans te geven ons gade te slaan bij de dagelijkse bezigheden en door af en toe voor te doen wat je met bepaalde voorwerpen doen kunt.

Vooral in verband met het groeiende taalbegrip is het erg belangrijk om veel tegen het kind te praten. Wanneer het kind eenmaal de betekenis van enkele woorden kent, heeft het ook het principe door dat bepaalde klankcombinaties naar dingen of personen in de omgeving kunnen verwijzen. We kunnen nu, en ook in het hele volgende jaar, steeds vaker opmerken dat het kind bij het horen van een hem onbekend woord rondkijkt of zijn ouders vragend aankijkt, als het ware om de zin van dat woord te zoeken. Door de grote aandacht van het kind op zo'n moment zijn dat dè situaties om het de betekenis van woorden en zinnetjes duidelijk te maken, bijvoorbeeld door het betreffende ding aan te wijzen en het woord te herhalen.

Vanaf deze periode heeft het kind veel plezier in het uitvoeren van eenvoudige gesproken opdrachtjes. Ook dit is een uitstekend middel om het taalbegrip bij het kind te bevorderen en bovendien kan de opvoeder erdoor een goed beeld krijgen van wat het kind allemaal begrijpt, en dat is vaak heel wat meer dan hij op het eerste gezicht gedacht had! Zoals bij alle soorten opdrachtjes moet het ook hier steeds het belangrijkste zijn dat het kind er plezier aan beleeft. Dit wordt bevorderd door alleen zo'n opdrachtje te geven als het kind er aandacht voor kan opbrengen, en dus niet als de kamer vol bezoek zit of als het kind net ingespannen met iets heel anders bezig is. Daarnaast is het heel belangrijk om het kind te prijzen als het meedoet en moeten we het vermijden om aan te dringen of teleurgesteld te doen wanneer het kind te kennen geeft dat het er geen zin in heeft. Het plezier van het kind, en niet de eer of trots van de ouders moet op de eerste plaats staan!

Spelletjes en tips

Geef het kind de ruimte
Vooral vanaf deze periode wordt het erg belangrijk om uw kind de ruimte te geven. U geeft het dan de kans om zijn onderzoeksdrang te bevredigen en lekker te oefenen in kruipen, zich optrekken, langs meubels lopen en klimmen.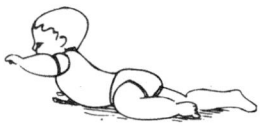

Beperk het kind niet te veel in zijn bewegingsvrijheid door het lang in de box op te sluiten of het steeds maar in een stoeltje te laten zitten.

Twee dingen zijn daarbij wel heel belangrijk:
- Maak het huis, in ieder geval een gedeelte ervan, kindvriendelijk: zorg dat het veilig is voor het kind en dat er niet al te veel 'verboden' dingen en plaatsen zijn, zodat het kind steeds maar 'nee!' te horen krijgt.
- Begin het kind enkele heel eenvoudige regels te leren over dingen die niet mogen of kunnen. Zie ook onder leren, denken en interesse in deze periode (bladzijde 110).

Samen spelen en praten
Hoewel de baby nu beweeglijker is geworden en veel minder dan vroeger rustig bij u op schoot of in een stoeltje zit, blijft het samen spelen en praten heel belangrijk.

Uw kind zal nu veel plezier kunnen hebben in spelletjes waarbij het:
- na een tijdje kan zien aankomen wat er gaat gebeuren, doordat u het spelletje op precies dezelfde manier een aantal keren herhaalt;
- zèlf een actieve rol speelt.

In de spelletjes op de volgende bladzijden komen deze twee kenmerken terug.

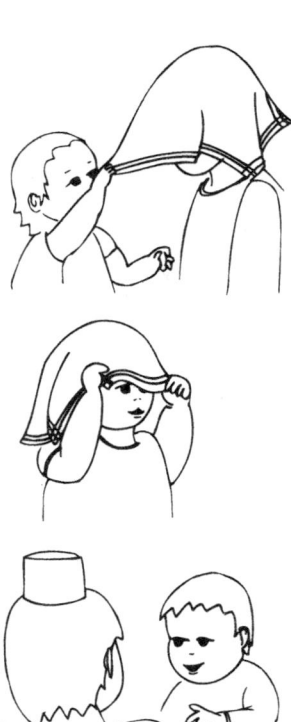

Kiekeboe

Praat tegen de baby en leg, terwijl hij naar u kijkt, een doekje over uw gezicht. Leun naar hem toe, zodat hij het doekje weg kan trekken. Het spelletje is extra leuk als u, wanneer de baby het doekje pakt, iets doet wat hij leuk vindt, bijvoorbeeld een piepgeluid maken, kietelen, of kusjes op zijn buik geven.

♦ Laat het kind na een tijdje al merken dat hij het spelletje nog eens wil doen, door het doekje aan u terug te geven of tegen uw gezicht te houden?

U kunt het doekje nu ook over zijn eigen hoofd hangen. Vraag: 'Waar is ... nou?' en reageer enthousiast als hij zelf te voorschijn komt.

♦ Probeert de baby na een tijdje wel eens zèlf het doekje over zijn hoofd te doen?

Hoedje op

Baby's van deze leeftijd moeten vaak ook heel hard lachen als u iets op uw hoofd zet (bijvoorbeeld een omgekeerd doosje of een papieren zak), even stil blijft zitten en het dan met veel geluid erbij af laat vallen door met uw hoofd te schudden.

♦ Merkt u na een tijdje dat de baby het ding aan u teruggeeft, om het u weer op te laten zetten?

Waar hoort dit thuis?

Het is kenmerkend voor deze periode dat het kind nu gaat leren waar bepaalde dingen thuishoren. Let maar eens op: merkt u dat het dingen teruglegt of -zet op de plaats waar ze vandaan zijn gekomen, bijvoorbeeld:

– Zet de baby uw bril terug op uw neus (of tegen uw gezicht) als u hem even had afgezet?
– Probeert hij een gevallen blaadje weer aan de plant te hangen?

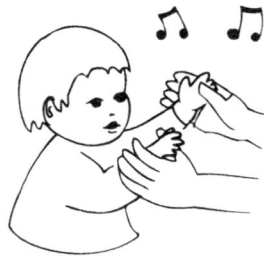

♦ Welke voorbeelden zag u zelf bij dit terugdoen van dingen?

Muziek

Zing geregeld kinderliedjes met het kind en maak er bepaalde bewegingen bij, zodat het kind die ook kan leren. Dans samen eens op muziek!

Voordoen en nadoen

Op deze leeftijd krijgt het kind er veel plezier in om van alles wat u doet na te doen. De baby zal het erg leuk vinden als u er een spelletje van maakt door iets voor te doen en, als het kind het nadoet, op uw beurt weer te herhalen wat het kind heeft gedaan. Het kan dan vaak eindeloos doorgaan met dat om-de-beurt-hetzelfde-doen.

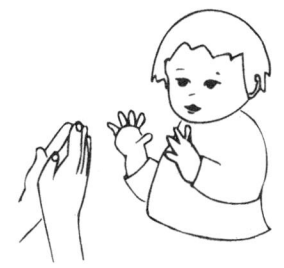

Voorbeelden van dingen die baby's op deze leeftijd kunnen nadoen:
- met de vlakke hand op tafel petsen;
- 'dag'-zwaaien;
- in de handen klappen;
- tong uitsteken;
- met de ogen knipperen.
◆ Welke andere dingen doet uw kind u nu na?

Vingerspelletjes

Het 'duimelot'-spelletje kan in deze periode voor uw baby een bron van plezier zijn; het is bovendien erg goed voor de ontwikkeling van het vingergevoel van uw kind.

Pak de vingertjes van de baby een voor een vast terwijl u het versje zegt:

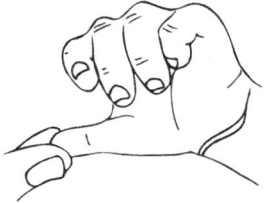

> 'Naar bed, naar bed, zei Duimelot
> Eerst nog wat eten, zei Likkepot
> Waar zal ik het halen? vroeg Lange Jaap
> In grootvaders kastje, zei Ringeling
> Dan zal ik het verklappen, zei 't kleine ding.'

Als u dit spelletje vaak doet, dan zult u merken dat de baby na verloop van tijd al naar zijn vingertjes kijkt als u het versje begint op te zeggen, of dat hij zelf al zijn vingertjes pakt.

Praat veel tegen uw kind

Praat veel over de dingen waar het kind naar kijkt en luistert.

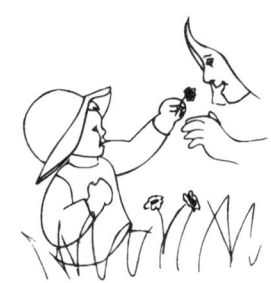

Trek af en toe eens de aandacht van het kind naar interessante dingen die op een afstand te zien zijn, door ze aan te wijzen en erover te vertellen.

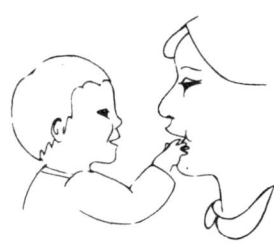

Voorzeggen

Houd geregeld echte 'gesprekjes' met uw kind, waarbij u zo gaat zitten dat het kind goed uw gezicht en uw mond kan zien. U kunt bijvoorbeeld het kind op schoot houden, met zijn gezicht naar u toe, of het in zijn stoeltje tegenover u zetten. Het kind krijgt nu plezier in het nadoen van geluiden die u maakt. Geluiden die baby's nu interessant vinden en ook na kunnen doen, zijn bijvoorbeeld:
- klakken met de tong;
- smakken met de lippen;
- blazen;
- herhaalde lettergrepen, vooral met 'a'-klanken, zoals 'papapa' en 'dadada'.

Als het kind plezier heeft in het nadoen, kunt u ook woordjes voorzeggen, maar reken er nu nog niet op dat het ze na zal zeggen! Wees in elk geval enthousiast bij elke poging van het kind om de geluiden na te doen, dat stimuleert zijn plezier in dit soort spelletjes.

◆ Kijkt de baby naar uw mond als u geluiden maakt? Welke geluiden doet hij nu na?

Praat terug

Praat veel terug als het kind in uw buurt geluiden maakt. Wanneer u net doet of het echt al wat gezegd heeft en u daarop reageert, ontstaat er een echt 'grote-mensengesprek'; daar hebben kinderen nu vaak veel plezier in, en ze leren uit dit soort gesprekjes erg veel: dat je iets kunt bedoelen met geluid, dat een ander dat dan verstaat en op zijn beurt iets terugzegt.

  bijvoorbeeld:
- Kind: 'Papapa.'
- Moeder: 'Ja, papa is even weggegaan, hij komt zo weer terug.'

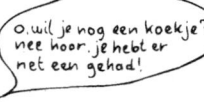

Verwoord wat de baby bedoelt

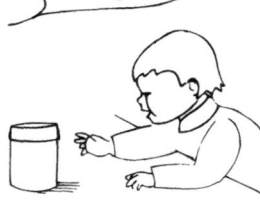

De baby gaat nu steeds beter door gebaren (bijvoorbeeld wijzen, armen uitstrekken) te kennen geven dat hij iets wil (hebben).

Laat merken dat u begrijpt wat hij wil door te verwoorden wat hij bedoelt. Het kind leert dan dat je met woorden ook duidelijk kunt maken wat je bedoelt.

Opdrachtjes
'Waar is ...'
Door het kind te vragen: 'Waar is ...?' kunt u erachter komen welke namen en woorden het kind allemaal al kent.

Mensen
Wanneer er verschillende mensen in de kamer zijn die het kind kent, vraag dan eens: 'Waar is ...?' (papa, mama, oma). Kijkt het kind in de goede richting? Prijs het dan, want dat is erg knap!
◆ Welke mensen kende uw baby zo het eerst?

Dingen
Zo kunt u ook vragen naar allerlei dingen die het kind misschien kent, omdat u er vaak de namen van genoemd hebt wanneer het kind ernaar keek of ermee speelde.
   Zet bijvoorbeeld twee of drie speeltjes voor het kind neer, of doe ze in een doos.
   Vraag: 'Waar is je ...?' (pop, bal, beer). Kijkt of pakt het kind naar het ding dat u genoemd hebt? Prijs het dan, want het mag echt wel trots zijn op zijn prestaties!
◆ Welke dingen kende uw baby zo het eerst, en wanneer?

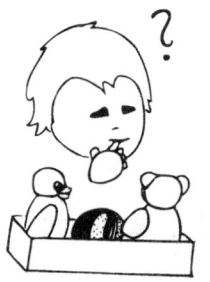

Lichaamsdelen
Als u vaak de namen van de lichaamsdelen van het kind genoemd hebt, bijvoorbeeld bij het wassen en aankleden, dan gaat het nu onderhand wel de namen van een paar van die lichaamsdelen leren. Vraag eens:
– 'Waar is je mondje?' (of: neus, haar, buik)
– 'Waar zijn je handjes?' (of: voetjes, ogen, oren)
U kunt de baby ook eens vragen waar al die lichaamsdelen bij u zitten, of bij een pop of knuffeldier.
◆ Merkt u dat de baby zo al een paar lichaamsdelen kent? Welke?

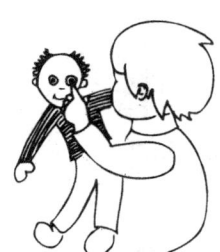

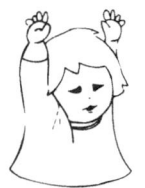

Gebaren

Ook gebarenspelletjes die u het kind eerst geleerd hebt door gebaren èn woorden voor te doen, kan het kind misschien nu al meedoen als het alleen de woorden hoort.
  Bijvoorbeeld:
– 'Hoe groot wordt ...? Zóóó groot!'
– 'Zwaai maar dag!'
– 'Klap maar in je handjes!'
– 'Geef papa eens een kusje?'

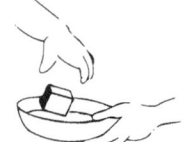

Iets ergens indoen

Vraag, wanneer het kind met een doosje of beker en wat kleine dingetjes bezig is, eens: 'Doe het ... maar in het doosje.'
◆ Wanneer merkte u dat uw baby begreep wat u met die zin bedoelde?

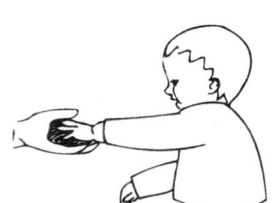

Aangeven

Moedig de baby, wanneer hij iets in zijn hand heeft, eens aan om het aan u te geven, door uw hand uit te steken en te vragen: 'Geef het maar aan ... Dank je wel!'
  Aangeefspelletjes, waarbij het kind steeds dingen aangeeft en weer terugkrijgt, zijn nu heel geliefd. Baby's kunnen ze eindeloos herhalen!

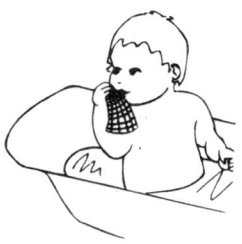

Zelf wassen

Ook het bad is een plaats waar je de fijnste spelletjes kunt doen.
  Laat de baby ook eens zelf wat doen en let eens op hoe trots hij dan is wanneer u enthousiast reageert!
  Geef hem bijvoorbeeld het natte washandje en zeg: 'Nou jij zelf. Ga je gezichtje maar wassen.' De baby zal het nu ook wel leuk gaan vinden om uw gezicht te wassen!

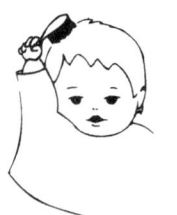

Haartjes borstelen

Geef, als u baby's haartjes geborsteld hebt, het borsteltje ook eens aan hem, en vraag zoiets als: 'Nou mag jij zelf je haartjes borstelen, toe maar', of: 'Ga nou ma-

ma's haartjes maar borstelen.'
- Heeft uw baby plezier in dit soort spelletjes?

Bij het eten
Als het kind zelf stukjes brood of fruit eet, zet zijn pop of beer dan eens voor hem neer en zeg: 'Geef popje ook maar eens een hapje.'

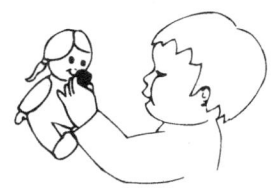

Doe het eens voor, als de baby het nog niet begrijpt: dat stimuleert zijn fantasie!

Samen een boekje lezen
Misschien vindt u een kind van deze leeftijd nog te jong om in een boekje naar plaatjes te kijken.

Natuurlijk zijn de meeste baby's nog te jong om het helemaal alleen te doen, maar wanneer u het af en toe samen met uw kind doet, zult u zien dat het dat steeds leuker gaat vinden.

Wanneer u de eerste keer met uw baby plaatjes bekijkt, zal hij misschien wel alleen maar interesse hebben in het omslaan van de bladen, en helemaal niet naar de plaatjes kijken. Laat hem dan op zijn gemak spelen, want hij zal toch pas interesse in de plaatjes krijgen wanneer hij het boekje op allerlei andere manieren helemaal bekeken en onderzocht heeft!

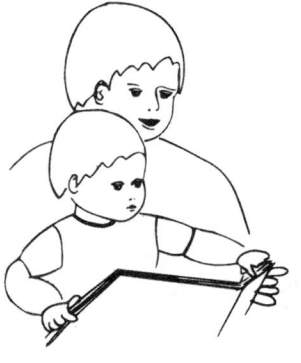

In het begin zal het kind waarschijnlijk nog maar heel kort naar de plaatjes kijken, maar als u het vaker met hem gedaan hebt, kan het kind steeds langer achtereen samen met u met een boekje bezig zijn. Dan gaat het echt naar de plaatjes kijken, het herkent ze en wijst ze aan.

Kies om te beginnen een boekje van stevig materiaal, bijvoorbeeld karton of linnen, met een of twee grote gekleurde afbeeldingen per bladzijde.

Neem het kind op schoot en houd of leg het boekje voor hem.

Als het kind niet kijkt, probeer dan eens zijn aandacht naar een plaatje te trekken door aan te wijzen en er iets over te vertellen: 'Kijk eens, dat is een ...!'

Het leukst vinden de meeste kinderen het als u er een heel verhaaltje bij vertelt, bijvoorbeeld over de geluiden die de dieren maken, of ze groot of klein zijn, of wat ze 'zeggen'.

Al heel gauw kunt u uw kind zèlf allerlei dingen laten doen wanneer u samen een boekje bekijkt, bijvoorbeeld:
- Vraag het kind, wanneer er twee plaatjes naast elkaar staan: 'Waar is het ...?' (vogeltje, poesje). Wijst het kind het goede plaatje aan? Knap!
- Laat het kind zèlf de bladen omslaan; help eventueel een beetje door uw vinger tussen de bladzijden te houden.

Zelf een boekje maken

U kunt zelf het allermooiste boekje maken voor uw kind, met behulp van:
- Een ringband of multomap, in elke kantoorboekhandel of warenhuis te koop. Een map met twee ringen (zie plaatje) verdient de voorkeur, omdat daarin de bladen gemakkelijker zijn om te slaan dan in een map met een hele rij ringen.
- Een pak plastic insteekblaadjes, ook in de boekhandel te koop. Dat zijn een soort doorzichtige plastic hoesjes die in zo'n ringband passen en waarin een wit velletje papier zit dat u eruit kunt halen en verwisselen. Op dat papier kunt u nu plaatjes plakken die u zelf voor uw kind hebt uitgezocht.

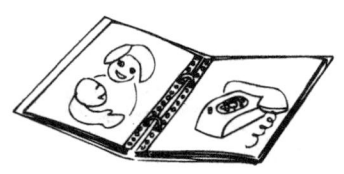

Zelfgemaakte boekjes zijn voor een kind veel aantrekkelijker dan kant-en-klaar gekochte, omdat u zelf plaatjes kunt uitzoeken die het kind leuk vindt en ook de plaatjes steeds kunt verwisselen met nieuwe. U kunt ook nieuwe insteekbladen bij kopen, zodat er een echt dik boekwerk ontstaat.

De plaatjes

U kunt uit damesbladen, tv-gidsen, folders en catalogi plaatjes knippen van dingen die het kind uit zijn eigen omgeving kent, bijvoorbeeld dieren, een pop en ander speelgoed, een telefoon, een kopje, schoenen, een baby, allerlei etenswaren die het kind kent, een kind vóór op de fiets, een kind in een autozitje, enzovoort.

Ook sommige kinderkaarten zijn heel geschikt voor in zo'n boekje. Wat haast altijd succes heeft, zijn foto's van familieleden en andere mensen die het kind goed kent.

In het begin mogen de plaatjes zeker niet te klein zijn, en liefst fel van kleur. Plak in het begin maar één of twee plaatjes op een bladzijde. Later, als het kind zich wat beter kan concentreren, kunt u er wat meer op een vel plakken.

Geef, zeker in het begin, het boekje niet aan het kind om er zelf in te bladeren; wanneer u het steeds samen leest, wordt lezen iets echt gezelligs, en dat kan het plezier erin alleen maar bevorderen!

Speelgoed om alleen èn samen mee te spelen
Stapelbekers
Uw kind zal nu waarschijnlijk erg veel plezier beleven aan de al in de vorige periode genoemde stapelbekers of -doosjes. Kies de meest eenvoudige, ronde doosjes; die zijn voor het kind in het begin het beste in elkaar te zetten.

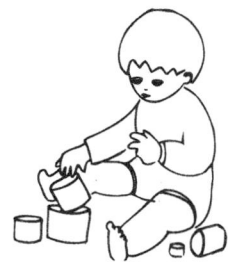

Verwacht niet dat de baby de doosjes nu al echt van groot naar klein in elkaar zal passen; het is al heel knap als hij een kleiner bekertje in een groter kan zetten!

Ook andere doosjes en bakjes van allerlei vorm en afmetingen zijn nu erg geschikt om mee te spelen: koelkastdoosjes, uitgewassen boterkuipjes en yoghurtbekers.

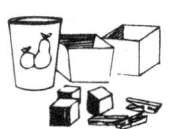

Geef het kind er een paar kleine dingetjes bij om erin te doen, bijvoorbeeld een handje wasknijpers of blokjes. De meeste kinderen kunnen zich daar in deze periode heel lang mee amuseren.

Blokkenstoof
Een stuk speelgoed waar uw kind nu – en nog heel lang – plezier van zal hebben is een houten blokkenstoof met scharnierend klapdeksel. In het deksel zitten gaten van verschillende vorm, waar een aantal bijbehorende blokken precies doorheen passen. Een houten stoof verdient de voorkeur, omdat die nu eenmaal steviger is dan een van plastic, en u kunt zeker verwachten dat uw kind er over een tijdje op zal gaan zitten of

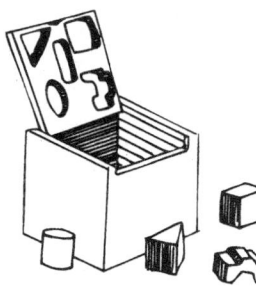

staan. Kies vooral ook een stoof met zo'n klapdeksel, hoewel dat niet de goedkoopste is en hij niet in alle winkels te krijgen is. Het voordeel van zo'n deksel is dat het kind de doos heel gemakkelijk zelf open en dicht kan doen. Juist dat open- en dichtdoen van een deksel boeit een kind in deze fase enorm. U zult uw baby vaak zo bezig zien: deksel open – iets in de doos doen – deksel dicht – deksel open – het ding er weer uitpakken – deksel dicht, en zo eindeloos verder!

Verwacht nog niet dat uw kind de blokjes nu al door de gaatjes kan duwen: dat is nu nog veel te moeilijk. Laat het kind eerst maar eens lekker zomaar met de doos spelen. Als het na een tijdje wat op dat deksel-open-deksel-dicht is uitgekeken, kunt u eens een balletje zoeken dat precies door het ronde gat in het deksel past (een pingpongballetje past meestal wel). Zo'n balletje is voor het kind het allergemakkelijkst om door het gat te doen, veel gemakkelijker bijvoorbeeld dan het ronde blok, omdat het kind het niet rechtop hoeft te houden om het door het gat te laten vallen.

Laat het balletje eens door het gat in de doos vallen, terwijl het kind kijkt. Geef het hem dan in de hand en vraag hem het ook te doen.

◆ Probeert hij het in een van de gaten te stoppen? Knap, want dan begrijpt hij al waar het om gaat!
◆ Wanneer begon hij het balletje steeds in het ronde gat te doen?

Deuren en deurtjes

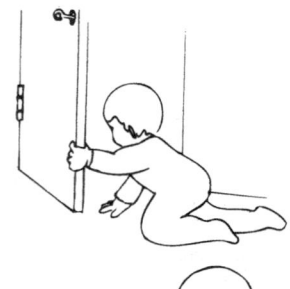

Geef het kind de kans om eens een tijd achtereen een deur of (kast)deurtje open en dicht te doen. De meeste baby's vinden dat nu geweldig leuk en kunnen er heel lang achter elkaar mee bezig zijn.

Telefoon

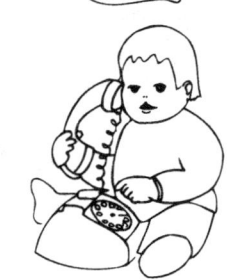

De telefoon krijgt nu voor de baby een grote aantrekkingskracht. Laat hem eens horen dat er geluid uit de hoorn komt (de zoemtoon, of draai eens het weerbericht). Luistert hij?

Als de baby u gaat nadoen, bijvoorbeeld aan de schijf draait of de hoorn bij zijn hoofd houdt, dan zal hij ook plezier hebben in een speelgoedtelefoontje. Het hoeft echt niet zo'n heel duur geval te zijn waar het kind ook nog allerlei andere dingen mee doen kan. Hoe meer het op de echte telefoon lijkt, des te leuker!

Oude tijdschriften
Papier is heel leuk om mee te frommelen en te scheuren. Bewaar oude tijdschriften en folders voor uw kind.

Geef hem ook eens andere soorten papier, zoals een stuk wc- of keukenpapier, of een cellofaantje (bijvoorbeeld van een verpakking). Dat voelt weer heel anders aan en klinkt ook anders als je ermee frommelt.

Blijf wel in de buurt als uw kind met papier speelt, en geef hem geen grote plastic zakken of tasjes, want die kan hij over zijn hoofd trekken!

Muziekdoosje
Uw kind kan nu leren om zelf aan een muziekdoosje te trekken.

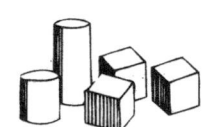

Hang het bijvoorbeeld aan de rand van box of bedje. Als het handvat te klein is voor het kind om kracht te kunnen zetten, bind er dan een stevige grote bijtring aan.

Blokken
Een grote zak of doos met blokken heeft uw kind nu echt nog niet nodig! Een stuk of tien niet al te kleine blokjes zijn al genoeg.

Misschien kan uw kind nu al twee blokjes op elkaar zetten, maar misschien is het nog niet zo geïnteresseerd in bouwen.

Doe het eens voor en moedig het kind aan het ook eens te doen. Het is al heel knap als het het probeert: het begrijpt dan al wat u bedoelt!

Dingen op elkaar zetten
Een ding boven op een ander ding zetten of leggen is nu een heel moeilijke en ook boeiende opgave voor een kind.

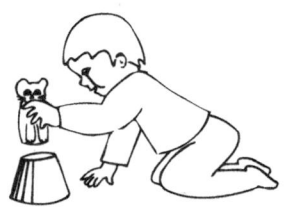

Alleen al een blokje of poppetje boven op een omgekeerd doosje zetten is al heel spannend.

Doe het eens voor, als uw kind het nog niet deed, misschien krijgt het er plezier in!

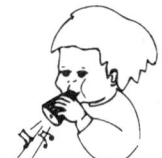

Iets om te blazen

Uw kind kan in deze periode ook leren om ergens op te blazen, en heeft daar dan veel plezier in. Geef hem een eenvoudig fluitje of toetertje (niet te klein, en bestand tegen bijten!).

Als u het af en toe eens voordoet, zal het het al vlug leren. Let eens op hoe trots uw kind is als het lukt!

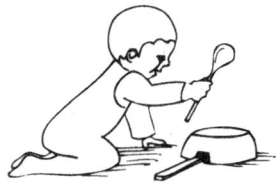

Pan en lepel

Met een oude pan en een lepel kan een kind nu heerlijk lawaai maken. Doe het eens voor!

Schakelaars

Het kind is nu heel geïnteresseerd in de werking van eenvoudige mechaniekjes.

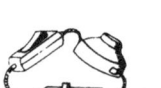

Geef hem eens een losse elektriciteitsschakelaar of -drukknop; misschien hebt u er nog wel een liggen, anders kunt u er voor heel weinig geld een in de winkel kopen. Kies er een die niet te klein is en die gemakkelijk schakelt. Als u er een paar hebt, maak ze dan eens met een kort touwtje aan elkaar: heerlijk 'pruts-speelgoed'!

Lichtknopjes

Doe het kind eens voor hoe u een lamp aan- en uitdoet met het lichtknopje.

Het beste kunt u voor dit spelletje steeds hetzelfde lichtknopje gebruiken, bijvoorbeeld op baby's eigen kamertje.

◆ Begrijpt het kind dat het het lichtknopje moet aanraken om de lamp aan of uit te laten gaan?

Natuurlijk is dat voor het kind het gemakkelijkst als het lichtknopje niet al te ver van de lamp zit.

Deurbel

Laat uw kind, terwijl u het op de arm houdt, eens op

uw eigen deurbel drukken, of op het knopje van de lift, als u in een flat woont. Dat is heel moeilijk en spannend voor een kind, en bovendien leert het er iets van over het verband tussen wat het zelf doet en wat er dan gebeurt.

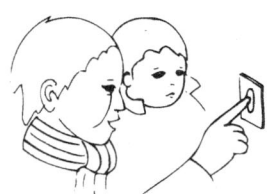

Duwkar
Babyduwkarren, al dan niet gevuld met blokken, zijn tegenwoordig in haast elke speelgoedwinkel te koop.

Hoewel vaak gesuggereerd wordt dat zo'n kar nodig zou zijn om uw kind goed of snel te leren lopen, hoeft u hem speciaal daarvoor echt niet te kopen: al stappend aan handen en meubels leert uw baby het even vlug!

Wanneer u echter in huis (of buiten) genoeg ruimte hebt om uw baby ermee te laten rijden zonder dat hij steeds weer tegen obstakels opbotst, dan zal hij van zo'n kar wel heel veel en lang plezier kunnen hebben. Als het kind wat ouder is, kan het er zelf in gaan zitten of er zijn 'schatten' in rondrijden.

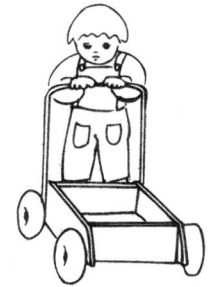

Als u besluit zo'n kar te kopen (het blijft altijd nog een vrij grote uitgave!), let er dan vooral op dat de kar stabiel is en niet meteen omkiept als het kind aan de stang gaat hangen.

Bal
De baby is nu zover dat hij een bal kan leren terugrollen, en misschien een kleine bal kan leren gooien. Ga eens samen op de vloer zitten, rol een bal naar baby toe en moedig hem aan om die terug te rollen.

Prijs hem als hij het probeert, dan zal hij heel veel plezier krijgen in dit spelletje.

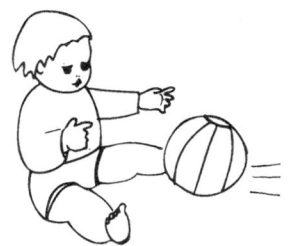

Jantje huilt, Jantje lacht
Uw kind zal nu langzamerhand verschillende gezichtsuitdrukkingen leren kennen. U kunt daarop inhaken door een pop (of alleen een kop) met een huilend en een lachend gezicht voor hem te maken.

Op twee dezelfde lapjes stof naait of borduurt u ogen, neus en mond die een huilend en een lachend gezicht vormen. Die twee gezichten kunt u tegen el-

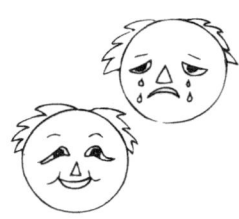

kaar naaien en de kop dan opvullen met stukjes schuimplastic, oude panty's of een ander wasbaar vulmateriaal. Zo krijgt u een kop of kussentje met aan twee kanten een verschillend gezicht.

Als u maar vaak genoeg tegen uw kind vertelt wie 'huil-Jantje' en wie 'lach-Jantje' is, en het geluid erbij voordoet, dan zal het al snel de twee gezichten uit elkaar kunnen houden. Vraag het maar eens!

Spiegelspelletjes

Kijk geregeld samen met uw kind in een grote spiegel, dat blijft het leuk vinden. De baby beseft nog wel niet dat hij dat kindje is, maar dat zal hij nu al heel gauw leren. Niet alleen in de spiegel kijken is interessant, maar ook dingen voor de spiegel doen is heel boeiend voor het kind:

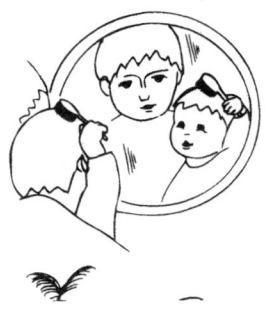

- Droog de baby eens af voor de spiegel, of borstel zijn haar. Het kind ziet dan dat er met het kind in de spiegel precies hetzelfde gebeurt als met hemzelf, en dat zet hem aan het denken.
- Laat het kind zelf ook eens iets doen voor de spiegel, bijvoorbeeld in de handjes klappen, 'dag'-zwaaien, het kindje een kusje geven.
- Houd eens een pop of knuffelbeest tegen de spiegel, zodat het kind opeens twee precies dezelfde dingen ziet!

Zoekspelletjes

In deze periode leert het kind dat het dingen die het heeft zien verstoppen, kan terugvinden. De baby vindt het nu erg leuk om dingen te zoeken en er zijn heel wat spelletjes te bedenken waarin u daar samen fijn mee bezig kunt zijn. Bijvoorbeeld:

Waar is de bal?

Een spelletje voor kinderen die al kunnen kruipen. Ga bij het kind op de vloer zitten en laat het een bal zien. Rol de bal, terwijl de baby kijkt, zo weg dat de baby hem niet meer kan zien liggen, bijvoorbeeld achter een stoel of kastje, of om een hoek.

- Volgt de baby de bal met zijn ogen?
- Kruipt hij erachteraan om te zoeken?

U kunt de bal (of iets anders wat het kind mooi vindt) ook zodanig weggooien dat hij in een doos terechtkomt, of op een bank of stoel waar het kind hem niet meer kan zien.

- Kan de baby de bal terugvinden?

Als de baby het nog niet zo goed kan volgen, begin dan met over heel kleine afstandjes te rollen of te gooien.

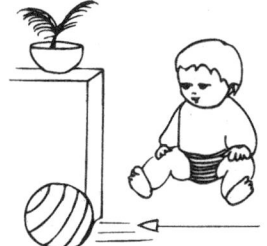

Verstoppen onder een doekje
Als het kind in de kinderstoel zit, of op de grond, laat het dan een stukje speelgoed zien of iets wat het lekker vindt. Leg het, terwijl het kind kijkt, onder een doek. Neem een doek die het kind kent, bijvoorbeeld een slab of luier, anders vindt het de doek mooier dan het speelgoed zelf, en heeft het dus geen zin om te zoeken!

Prijs het kind als hij het verstopte ding zoekt!

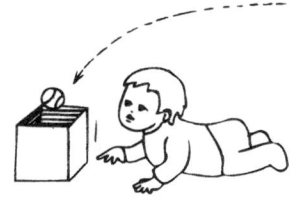

Onder een kopje
Een andere manier om iets voor het kind te verstoppen: leg een speeltje voor het kind neer en zet er, terwijl het kind kijkt, een omgekeerd kopje of doosje overheen.

- Tilt de baby het op om het speelgoed te pakken?

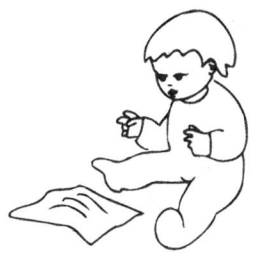

Uitpakken
Uitpakken vinden kinderen op deze leeftijd ook al heel leuk. Doe, terwijl het kind kijkt, een stukje speelgoed in een stuk papier.

Pakt de baby het uit? Als hij het niet vindt, doe het papier er dan eerst heel losjes omheen.

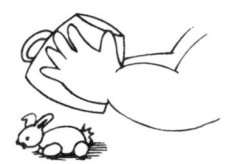

Onder welk doekje ligt het?
Leg twee doekjes naast elkaar voor de baby neer. Trek baby's aandacht naar een speeltje en verstop het dan, terwijl het kind kijkt, onder een van de doekjes.

Dit lijkt heel gemakkelijk, maar voor een kind van deze leeftijd is het echt heel ingewikkeld!

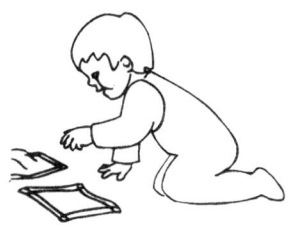

Onder welk doosje zat het ook alweer?
Leg een stukje speelgoed voor het kind neer en zet er een doosje (bijvoorbeeld een van de stapeldoosjes) overheen. Zet er een ander omgekeerd doosje naast.
◆ Weet het kind nu nog onder welk doosje het speeltje ligt?

Als de baby dit goed kan, kunt u het nog een beetje moeilijker maken. Doe, net als in het hiervoor beschreven spelletje, een stukje speelgoed onder een van de twee omgekeerde doosjes. Verwissel daarna, terwijl het kind kijkt, de doosjes al schuivende over de tafel of vloer van plaats.

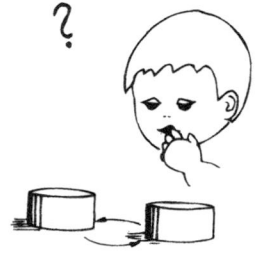

Dàt is moeilijk! Nu moet het kind onthouden onder welk doosje het ook weer zat.

Zo kunt u zelf de zoekspelletjes steeds een beetje moeilijker maken. Zorg er echter wel steeds voor dat het niet te moeilijk wordt! Zorg dat de baby het speelgoed vaak kan vinden, want het is niet leuk om het steeds fout te doen!

Zelf eten
Laat uw kind al zoveel mogelijk zelf eten. Leg stukjes brood en fruit voor hem op het tafelblad van de kinderstoel en laat het ze zelf pakken en in de mond steken.

Zet ook zijn bekertje (zo'n tuitbekertje met twee oren is heel handig) voor hem, zodat hij zelf leert het op te tillen en eruit te drinken.

Dwing het kind echter niet als het het zelf nog niet wil!

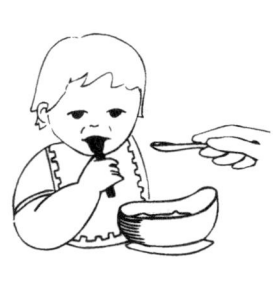

Met een lepeltje oefenen
De meeste kinderen kunnen nu echt nog niet zelf met een lepeltje eten, maar ze willen het wel graag!

Geef de baby, terwijl u hem zijn warme hap voert, een eigen lepeltje en laat hem zo lekker oefenen. Een groot stuk plastic onder de kinderstoel en het gemorste eten is zó weer opgeruimd.

Naar buiten
Een kind van deze leeftijd heeft heel veel interesse in

wat er om hem heen allemaal gebeurt. Ga daarom geregeld met het kind in de wagen wandelen naar plaatsen waar voor het kind iets leuks te zien is. Wanneer uw baby bijvoorbeeld normaal weinig kinderen ziet, loop dan eens naar een plaats waar kinderen aan het spelen zijn: uw baby kijkt zijn ogen uit!

Praat onderweg tegen uw kind, en wijs dingen aan.

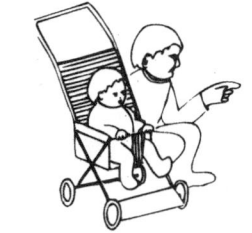

Voor op de fiets

In een stoeltje voor op de fiets zit de baby heerlijk: hij kan alles heel goed zien en kan tegelijkertijd ook goed horen wat u tegen hem zegt.

Hij ziet veel meer dan in de wandelwagen, omdat hij lekker hoog zit en sneller vooruitgaat.

Praat over dingen die hij ziet en stop af en toe eens als er iets leuks te zien is!

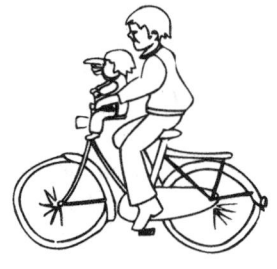

Laat de baby u zien en horen

De baby begint nu echt aan u gehecht te raken. Laat hem op een plaats spelen waar hij u kan zien en horen. Loop nooit zomaar ineens weg, maar zeg dat u even weg bent en zó weer terugkomt. Het kind leert dan door ervaring dat het daarop gerust kan zijn.

En ten slotte: geniet van uw kind zoals het nu is; een kind is leuk en 'af' in elke leeftijdsfase!

12-18 MAANDEN

Ontwikkeling

Een algemene indruk van de ontwikkeling in deze periode

De periode tussen 12 en 18 maanden kunnen we karakteriseren als een periode van oefening en experiment: de wereld lokt, maar het kind wil toch in nauw contact blijven met zijn veilige thuishaven: de persoon aan wie het gehecht is.

Twee heel opvallende ontwikkelingen die we tussen 12 en 18 maanden zien, zijn het los leren staan en lopen en het eerste gebruik van woorden om aan anderen iets mee te delen of duidelijk te maken.

In nauwe samenhang met die twee stappen in de ontwikkeling zien we een verandering op een derde gebied, namelijk de ontwikkeling van het zelfbesef. Tot nu toe heeft het kind als het ware geleefd in twee-eenheid met zijn verzorger: die hoorde bij hem en was een soort uitbreiding van hemzelf. De groeiende mogelijkheden die het kind nu heeft om zich van die persoon weg te bewegen en om met hem over een afstand toch contact te hebben via de taal, zullen het kind nu steeds meer het gevoel gaan geven dat het een 'apart persoon' is. Ook hiermee zal het kind in de loop van deze periode en in de rest van dit tweede jaar gaan experimenteren, met name door duidelijk een eigen wil te gaan tonen aan degene die voor hem zorgt.

Leren, denken en interesse

Het onderzoeken van en spelen met voorwerpen krijgen nu een meer creatief karakter dan tevoren. Terwijl het kind eerder als het ware toevallig ontdekte wat het met dingen doen kon en die handeling dan steeds herhaalde om het interessante effect weer te zien, gaat het nu opzettelijk allerlei variaties in zijn handelingen aanbrengen om te kijken wat dat voor een uitwerking heeft. We zien het kind allerlei nieuwe, zelfbedachte dingen doen die het ook niet van anderen gezien kan hebben. We kunnen het kind nu 'creatief' noemen omdat het voorwerpen en speelgoed niet alleen gebruikt op de manier die daarvoor bedoeld is, maar er ook heel andere dingen mee doet. Van dit vermogen om zo vindingrijk en soepel met dingen om te gaan is bij veel volwassenen jammer genoeg niet veel meer over!

Gezien deze interesse van het kind in experimenteren, is het niet verwonderlijk dat het meestal snel uitgekeken is op speelgoed dat maar een of enkele handelingsmogelijkheden heeft, in de vorm van mechanische trucjes, zoals die dure opwindbare babytelevisie en allerlei opwindautootjes en -poppetjes. Zand, water, grote kartonnen dozen, een stapel papiertjes, een doos met grote knopen of wasknijpers zijn dingen die zich veel meer voor verschillende experimenten lenen.

Ook omdat het kind heel geïnteresseerd is in wat volwassenen doen en dat ook steeds beter kan nadoen, is het veel liever met 'echte' dingen bezig dan met kinderspeelgoed: iedereen kan constateren dat een peuter liever met de echte telefoon bezig is dan met het 'verantwoord gekleurde' en met een heel ander belgeluid uitgeruste speelgoedtelefoontje.

We zien bij het kind in deze periode ook de eerste doen-alsof- of fantasiespelletjes: we kunnen het de pop bijvoorbeeld denkbeeldig eten zien geven, soms geeft het ons ook denkbeeldige dingen aan en kijkt dan heel verheerlijkt als we dan 'dank je wel!' roepen.

Hieruit blijkt dat het kind steeds beter gaat denken, dit wil zeggen: bezig kan zijn met voorgestelde dingen en niet meer zo vastzit aan de concrete werkelijkheid.

Een ander verschijnsel waaruit dit groeiende voorstellingsvermogen blijkt is het feit dat kinderen nu blijken van herkenning kunnen gaan vertonen als we met ze praten over dingen die kort tevoren gebeurd zijn, en dus niet meer in het hier en nu aanwijsbaar zijn. De basis voor het kunnen luisteren naar verhaaltjes is er!

SOCIALE ONTWIKKELING

Wanneer het kind een goede relatie met zijn verzorger heeft kunnen opbouwen, zodat het zich veilig voelt en vertrouwen heeft in die figuur, zal het zich nu wat vaker en wat verder weg wagen van die vertrouwde persoon en dingen op eigen houtje gaan doen. Het is belangrijk deze vorm van zelfstandigheid aan te moedigen en het kind ook gelegenheid te geven tot eigen prestaties, bijvoorbeeld door het zelf te laten eten en het te laten 'helpen' in het huishouden.

Dit afstand nemen van de opvoeder en het zelf dingen willen doen staan duidelijk in verband met de ontwikkeling van het zelfbesef, het idee een aparte persoon te zijn die, los van die ander, zelf dingen kan en wil. Dit zich ontwikkelend zelfbesef blijkt onder andere ook uit het feit dat het kind zichzelf nu in de spiegel gaat herkennen. Ook het blijk geven van de gevoelens van trots en schaamte, die we in het eerste jaar niet zagen, wijst erop dat het kind zich meer en meer als een afzonderlijke persoon gaat zien, die zelf dingen doet.

In dit tweede jaar, en vaak al in de eerste helft ervan, zal elke ouder geconfronteerd worden met de eigen wil van het kind: het gaat zich verzetten, met name tegen degene die het meest voor hem zorgt. Dat het kind zich juist tegen deze persoon verzet, is eigenlijk niet vreemd: met die persoon heeft het zich één gevoeld, dus van hem moet het zich losmaken; bovendien voelt het zich juist bij die figuur veilig en durft het dus ook meer te experimenteren. Ook wat betreft het laten blijken van een eigen wil zijn er weer grote onderlinge verschillen tussen kinderen: bij het ene kind treedt het nauwelijks op, bij het andere heeft het de vorm van regelrechte koppigheid. Op het omgaan met koppigheid wordt nog teruggekomen onder 'Toepassing van de principes...' (zie bladzijde 140).

TAAL

In het laatste kwart van het eerste levensjaar begon het kind klanken die het in zijn omgeving hoorde, te imiteren. In dit 'sociaal of imiterend brabbelen' en in het nu langzaam op gang komende echte woordgebruik, kunnen we in de loop van dit tweede jaar een bepaalde klankontwikkeling constateren. Aanvankelijk overheersen 'a'-achtige klinkers, die voor het kind het gemakkelijkst zijn. Pas later zal het de 'i'-klank kunnen produceren, en 'oe', heldere 'ee' en 'oo' gaan we pas daarna wat meer in het (na-)praten horen. Ook de verschillende medeklinkers doen maar heel geleidelijk aan hun intrede in de uitingen van het kind. 'P' en 'm' blijken het gemakkelijkst; over het algemeen verschijnen daarna 'n' en 't'. Keelklanken ('r', 'k') leveren vaak moeilijkheden op, en ook de 'g', 'h', 's' en 'z' krijgen de meeste kinderen pas later wat onder controle. Het heeft weinig zin om te proberen die ontwikkeling in klankproductie te versnellen: sommige kinderen zijn er nu eenmaal wat sneller in dan andere (even normale!) kinderen, maar voor elk kind geldt dat het hele proces voor het grootste gedeelte afhankelijk is van de beheersing van het spraakapparaat (stembanden, keel, tong, lippen), waarbij rijping een heel belangrijke rol speelt.

Ergens in de periode tussen 12 en 18 maanden gaan de meeste kinderen voor het eerst woorden *gebruiken*. Dit woordgebruik moet goed onderscheiden worden van het *nazeggen* of imiteren van woorden. Een kind dat heel goed woorden kan nazeggen, hoeft helemaal nog niet te beseffen wat ze betekenen. Met woord*gebruik* bedoelen we heel speciaal het verschijnsel dat een kind zelf herhaaldelijk bepaalde klanken of woorden gebruikt in verband met heel speciale mensen, dingen of situaties. Het op deze wijze leren gebruiken van klanken vereist een hele stap in de ontwikkeling van het denken: het kind moet het verband tussen klanken en dingen kunnen zien, met andere woorden: het moet klanken kunnen zien en gebruiken als symbolen.

De leeftijd waarop het eerste woord gebruikt wordt, kan voor normale kinderen heel sterk uiteenlopen. Bij een enkel kind horen we het rond de eerste verjaardag, maar bij de meeste pas rond de vijftiende of zestiende maand, of nog wat later in het tweede jaar. Ook de manier waarop de eerste woorden verschijnen kan heel verschillend zijn: sommige kinderen gaan heel geleidelijk woorden gebruiken tussen hun gebrabbel door, andere vertonen een 'stille' periode en gaan daarna opeens 'echt praten'. Ten slotte is er nog een sterke variatie mogelijk in de kwaliteit van de eerste gebruikte woorden. De ontwikkeling van het klanken uitspreken (de articulatie), zoals in het voorgaande beschreven, heeft niets te maken met de ontwikkeling van het symbolisch denken, dat nodig is voor het echte woordgebruik. Sommige kinderen kunnen symbolisch denken en gaan hun eerste woorden gebruiken terwijl ze nog relatief vooraan in de ontwikkeling van de klankuitspraak zijn en dus nog niet zoveel verschillende klanken kunnen produceren. Het klankbeeld van hun eerste woorden is dan ook veel primitiever dan dat van kinderen die hun eerste woorden gaan gebruiken op een tijdstip waarop zij al ver gevorderd zijn in klankproductie.

Hoewel een kind in deze periode meestal nog niet meer dan één woord tegelijk zegt, heeft dat ene woord vaak toch de betekenis van een hele zin, wat we kunnen afleiden uit de toon waarop en de situatie waarin het gezegd wordt. 'Papa' kan bijvoorbeeld betekenen: 'Daar is papa', 'Dat is van papa', 'Papa, kijk eens', of 'Waar is papa?'.

Na deze zogenaamde 'eenwoordzinnen' gaan sommige kinderen al heel snel, terwijl hun woordenschat nog maar heel klein is, twee woorden tot een zinnetje aan elkaar rijgen. Dit gebruik van 'tweewoordzinnen' komt echter bij de meeste kinderen in de periode van 12 tot 18 maanden nog niet voor; meestal moeten we wachten tot de tweede helft van het tweede levensjaar, en zelfs als het rond de tweede verjaardag nog niet geconstateerd is, is er geen reden tot ongerustheid.

Wanneer we nu de taalontwikkeling van een kind willen beoordelen, is het veel belangrijker te letten op het taalbegrip dan op het juist uitspreken van woorden. Terwijl we dit juist uitspreken van woorden nauwelijks kunnen beïnvloeden (althans in deze periode), is het begrijpen van wat er gezegd wordt wel degelijk afhankelijk van hoeveel en hoe er tegen het kind gesproken wordt. Het taalbegrip is het taalgebruik meestal ver vooruit. In de fase van 12 tot 18 maanden moeten kinderen de betekenis van een aantal woorden kennen, wat we kunnen afleiden uit hun reacties op eenvoudige opdrachtjes en vragen. Het veel tegen het kind praten, vooral over dingen waar het kind op dat moment aandacht voor heeft, het samen boekjes kijken en vertellen bij de plaatjes, en de eerste heel eenvoudige verhaaltjes zijn heel belangrijk voor de groei van die passieve taalschat, die op zijn beurt weer de basis vormt voor het (soms pas veel later) zelf gaan praten.

MOTORISCHE VAARDIGHEDEN

Houding en beweging

Ergens in deze periode van 12 tot 18 maanden (gemiddeld op de leeftijd van 14 à 15 maanden) zal bijna elk kind zijn eerste losse stappen zetten. Het leert ook van de vloer af overeind te komen tot stand en, wat later, te bukken tot hurkzit om iets van de vloer te pakken, en dan weer op te staan. Als het een tijd geoefend heeft met lopen en steeds beter zijn evenwicht kan bewaren, leert het ook een paar stapjes zijwaarts en achteruit te lopen, een bal vooruit te schoppen en aan een handje de trap op te lopen.

Vanuit staande positie leert het kind nu ook om, voorzichtig achteruitlopend en mikkend, op een bankje of stoeltje te gaan zitten. De meeste kinderen kunnen nu ook schrijlings op een loopauto of rolbankje gaan zitten en zich met de voeten duwend voortbewegen.

Wanneer het kind eenmaal zijn eerste stappen zelf heeft gezet, gaat het heel veel tijd doorbrengen met allerlei activiteiten waarbij het dat lopen kan gebruiken en nog meer onder de knie kan krijgen: dingen duwen en, wat later, achter zich aan trekken, en het verplaatsen en versjouwen van dingen zijn bij veel kinderen nu favoriete bezigheden.

Het omgaan met voorwerpen

Als het kind in de vorige periode de 'nijptanggreep' nog niet beheerste, zullen we die nu in elk geval wel zien: heel kleine dingetjes worden tussen de toppen van duim en wijsvinger opgeraapt.

Het kind leert nu ook meer speciale handelingen die je met bepaalde dingen doen kunt: een autootje voortduwen en met de wieltjes draaien, met een krijtje, pen of potlood op papier krabbelen. Het leert ook dat je water en zand kunt gieten: uit een beker, kopje of flesje op de vloer of in iets anders.

Door zijn verbeterd evenwichtsgevoel en groeiend vermogen tot samenspel tussen beide handen leert het kind steeds beter dingen te combineren en is daarin ook hevig geïnteresseerd. Zo leert het dingen op elkaar zetten: een kind van 18 maanden kan een toren van twee tot vier blokjes bouwen. Het gaat dingen in elkaar zetten, vaak met passen en meten: een sleutel in een slot proberen te doen en dingen door een klein gaatje prutsen. Het wil ook dingen aan elkaar maken: vaak zien we het kind dingen met kracht tegen elkaar duwen, kennelijk in de veronderstelling dat het dan wel blijft vastzitten. Het kind kan aandachtig proberen een dekseltje op een doosje te passen en ringen op een stokje te schuiven. Wanneer het samenspel van beide handen nog beter wordt, zal het grote kralen of knopen aan een dik koord kunnen rijgen, maar voor de meeste kinderen gaat dàt spelletje pas helemaal op het eind van deze periode interessant worden.

Toepassing van de principes van 'veel positief reageren' en 'inspelen op de interesse' in de periode van 12 tot 18 maanden

VEEL POSITIEF REAGEREN

Doordat het kind leert lopen en woorden leert gebruiken, is het nu steeds beter in staat om afstand te nemen van degene aan wie het gehecht is. Het is belangrijk die eerste zelfstandigheid, bijvoorbeeld in de vorm van zelf eten en 'helpen' in het huishouden (wat het kind nu puur als plezier en niet als 'moeten' ziet!) aan te moedigen. Toch blijft het ook van fundamenteel belang om positief te reageren op de pogingen van het kind om contact te zoeken en te houden: zelfstandigheid kan alleen groeien vanuit een vertrouwen in de opvoeder en een bevredigde behoefte aan contact. Bij de beschrijving van het kind in de periode van 9 tot 12 maanden werd al benadrukt dat 'positief reageren' echt niet hoeft te betekenen dat het kind altijd zijn zin krijgt! Juist in dit tweede levensjaar, waarin het kind met zijn eigen willetje gaat experimenteren, mag dit nog wel eens benadrukt worden. Met name tegen degene(n) aan wie het kind het meest gehecht is, en bij wie het zich dus het veiligst voelt, gaat het kind zich afzetten en zichzelf als zelfstandig persoontje opstellen. Het nee-zeggen, in woord en in daad, geeft hem hiertoe een uitstekende mogelijkheid, wat vaak tot koppigheidsscènes kan uitgroeien. Het is nu vaak veel moeilijker dan een halfjaar geleden om positief op het kind te reageren. Het betekent nu namelijk dat we het kind moeten helpen bij het ontwikkelen van een eigen zelfbesef, enerzijds door het te laten merken dat we van hem houden en hem accepteren, anderzijds door het langzamerhand steeds duidelijker te laten merken dat niet altijd alles om hem draait en dat er ook anderen zijn met wie rekening moet worden gehouden.

Er zijn enkele regels die belangrijk zijn bij het omgaan met koppigheid:

1 Maak er geen machtsstrijd van in de zin van: het kind moet leren dat ik de baas ben, en niet hij. Door het altijd zonder meer moeten aanvaarden van de macht van anderen leert een kind niet genuanceerd denken en krijgt het geen kans om een eigen geweten te ontwikkelen dat hem in staat stelt om zich uit eigen beweging aan bepaalde regels te houden.
2 Ga altijd eerst na wat het kind nu precies wel of niet wil, en waarom. Kinderen denken meestal heel logisch en hun gedrag hoeft in zulke situaties echt niet altijd onredelijk te zijn. Ga ook eens na of er toch niet wat redelijks zit in wat het kind wil.
3 Zeg niet steeds alleen maar 'dat mag niet' of 'dat wil ik niet', maar leg zoveel mogelijk uit waarom iets niet kan: omdat het scherp, heet of vies is, of omdat het kapot kan bijvoorbeeld.
4 Zorg dat er niet te veel dingen zijn die niet mogen. Zeker in het begin kan een kind nog niet zoveel regels tegelijk onthouden en juist het steeds maar horen van 'nee! nee! nee!' kan een kind angstig of koppig maken.
5 Wanneer het kind op een verbod reageert met koppigheid of een driftbui, leid het dan af door het iets anders te laten doen of het iets te geven waar het wèl mee mag spelen. Het is echt niet nodig dat het kind steeds heel duidelijk zijn ongelijk erkent.
6 Wijs het kind in zo'n driftbui nooit af, bijvoorbeeld door het alleen te laten of het te negeren. Het kind moet leren dat bepaalde dingen niet mogen, maar dat dat nog niet betekent dat u niet meer van hem houdt!

INSPELEN OP DE INTERESSE

De meeste kinderen zijn nu zeer geïnteresseerd in de bezigheden van volwassenen, bijvoorbeeld in huishoudelijk werk. Geef het kind de gelegenheid om ook mee te doen, door het te betrekken bij de dingen die u doet en het te laten 'helpen' (bijvoorbeeld door dingen aan te geven of weg te brengen) en door het met allerlei huishoudelijke voorwerpen te laten spelen. De ontwikkeling van het taalbegrip kan bevorderd worden door veel te praten over dingen waar het kind op let, of door de aandacht van het kind te trekken naar dingen die het nog niet opgemerkt had, en daarover te vertellen. Ook het samen bekijken van plaatjesboeken en erbij vertellen en aanwijzen boeit het kind nu, en vergroot daarom ook spelenderwijs zijn taalschat. Sommige kinderen kunnen nu ook al aandacht opbrengen voor een echt verhaaltje, waarbij gepraat wordt over dingen die niet hier en nu te zien en te horen zijn. Vooral dingen die pas gebeurd zijn en waaraan het kind veel plezier beleefd heeft, blijkt het kind zich in zo'n gesprekje te kunnen herinneren. Ook via allerlei spelletjes en opdrachtjes die het kind nu met veel plezier uitvoert, kan het kind al heel veel over taal leren voordat het echt zelf leert praten.

In deze periode geven veel kinderen voor het eerst blijk van fantasie in hun spel. Onderbreek het spel zo min mogelijk met suggesties of aanwijzingen, maar laat het kind zoveel mogelijk zijn eigen gang gaan. Het is wel belangrijk om mee te doen als het kind probeert om u er ook bij te betrekken; wanneer u laat blijken dat u ook plezier hebt in zulke spelletjes en dat u best mee wilt doen, zal het kind gestimuleerd worden om ermee door te gaan en nieuwe dingen te bedenken. Wanneer het kind eenmaal heeft laten zien dat het tot fantasiespel in staat is, kunt u zelf ook af en toe eens met zo'n spelletje beginnen; in het spelletjesgedeelte dat hierna komt, is een aantal voorbeelden beschreven.

Al eerder werd beschreven dat het spel van het kind nu creatief wordt, in de zin van het zelf bedenken van allerlei mogelijke dingen die je met voorwerpen (en met jezelf en anderen) doen kunt. Het kind kan in dit spel nu af en toe dingen doen die in uw ogen vreemd of verkeerd lijken, bijvoorbeeld proberen te eten met de steel van zijn lepeltje, of achterstevoren op zijn loopauto gaan zitten. Lach het kind dan niet uit en probeer het er niet toe te dwingen het goed te doen; juist door zelf te proberen leert een kind het meeste over de mogelijkheden van de dingen èn van zichzelf. Creativiteit, fantasie en vindingrijkheid zijn eigenschappen waar het kind in zijn latere leven heel veel plezier van kan hebben!

Spelletjes en tips

Praat veel tegen uw kind

Praat veel tegen uw kind, vooral over dingen waar het op dat moment naar kijkt en luistert, en die het voelt. Juist wanneer het kind aandacht voor iets heeft, leert het er het meeste over.

Voelen kun je leren!
Laat uw kind allerlei dingen horen en zien en vergeet ook het voelen niet! Als u bijvoorbeeld een zachte trui aanhebt, ga er dan eens met uw hand over en moedig het kind aan dat ook te doen: 'Voel eens, lekker zacht!', en als het kind zelf ook voelt: 'Lekker zacht, hè?'

Hetzelfde kunt u ook doen met koude, warme, natte en nog anders aanvoelende dingen. Juist door het kind te laten zien dat en hoe je dingen kunt voelen, en door erover te praten, zal het kind meer gaan letten op wat het voelt. Als u dit spelletje vaak doet met uw kind, zult u merken dat het, wanneer het zelf gaat praten, ook gaat vertellen wat het voelt: 'Koud!', 'Heet!', 'Nat!'

Praat als het kind uit zichzelf naar u toe komt om iets te laten zien of te vragen. Juist dan is zijn aandacht voor wat u vertelt heel groot en is de kans dus groot dat het alles goed in zich opneemt. Bovendien (en dat is nog veel belangrijker!) leert het kind dat u openstaat voor wat hem interesseert en voor wat het wil vertellen.

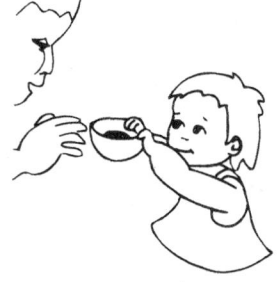

Opdrachtjes

Wanneer u veel tegen uw kind praat, zal zijn begrijp-woordenschat zich in deze periode verbazend snel uitbreiden: het kind leert van steeds meer woorden en zinnetjes wat ze betekenen.

Een van de beste manieren om dit taalbegrip te stimuleren èn om erachter te komen wat uw kind allemaal al begrijpt, is het geven van opdrachtjes aan het kind. Dat zijn eigenlijk vragen die het kind kan beantwoorden door iets te doen. Een kind van deze leeftijd vindt dit soort spelletjes over het algemeen heel leuk, maar natuurlijk moet u niet overdrijven: dring nooit aan als u merkt dat het kind er geen zin in heeft, en haal het nooit uit zijn spel om uw opdrachtjes te doen.

Hieronder volgt een aantal voorbeelden van opdrachtjes:

Lichaamsdelen aanwijzen

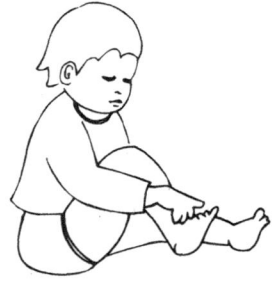

Als u vaak spelenderwijs verschillende lichaamsdelen van het kind genoemd hebt, bijvoorbeeld bij het wassen en aankleden, zal het er nu een aantal kunnen aanwijzen.

Vraag eens: 'waar is je ...?' (neus, hand, voet, oor, mond, haar, oog, tong, buik.)

Vraag ook eens, als het kind een oog, oor, hand of voet aanwijst: 'en waar is je andere ...?' Wijs aan als het kind het niet weet, dan zal het spelenderwijs dit toch moeilijke begrip leren!

Laat het kind ook eens bij u lichaamsdelen aanwijzen, of bij een pop, wanneer het daarmee aan het spelen is.

Opdrachtjes met een pop of knuffelbeest

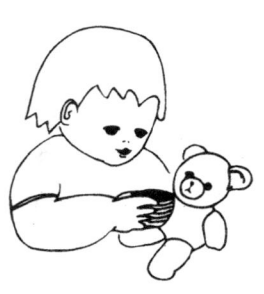

Met een pop of knuffelbeest zijn ook nog heel andere opdrachtjes te verzinnen. Het kind doet graag mee, omdat het leuk vindt om zelf met een pop te doen wat er altijd met hem gedaan wordt.
Voorbeelden:
- 'Zet de pop maar op de stoel.'
- 'Leg de beer maar in bed. Dekentje erover ...'
- 'Snuit popjes neus maar eens.'
- 'Popje wil óók drinken uit jouw bekertje.'
- 'Borstel (kam) popjes haar ook maar eens.'
- 'Laat beertje eens in de spiegel (of naar buiten) kijken.'
- 'Geef beertje ook maar een hapje.'

- 'Zet het popje maar een hoedje op.' (geef doosje of doekje)

Meehelpen
Laat het kind zoveel mogelijk 'helpen' en 'meedoen' bij uw dagelijkse bezigheden. De meeste kinderen vinden het nu heel spannend om mee te helpen (dat is over een paar jaar wel weer over!).
Wanneer u het kind af en toe eens wat vraagt terwijl u zo samen bezig bent, zult u er versteld van staan wat het kind allemaal al begrijpt!
Een paar voorbeelden:
- 'We gaan wandelen. Waar is je jasje?'
- 'Doe jij de spruitjes maar in de pan.'
- 'Waar is je bekertje? Geef maar aan mama', of: 'Zet maar op tafel.'
- 'Zullen we gaan lezen? Ga je boekje maar pakken.'
- 'Hier heb jij ook een stofdoek. Ga je mee poetsen?'
◆ Probeer eens bij te houden hoeveel en welke woorden uw kind allemaal al begrijpt. Leuk voor later!

Als uw kind woordjes gaat gebruiken
Zoals al bij de beschrijving van de taalontwikkeling werd benadrukt, heeft het geen enkele zin om steeds maar te proberen de uitspraak van het kind te verbeteren door het bijvoorbeeld alsmaar nadrukkelijk te verbeteren of te eisen dat het het goede woord gebruikt. Daardoor gaat het plezier van het praten er voor het kind juist vanaf! Luister goed naar wat het kind zegt en probeer te begrijpen wat het bedoelt. Gebruik zelf steeds gewoon het goede woord, dan leert het kind de juiste uitspraak op den duur vanzelf.
Bijvoorbeeld:
kind: 'Bota!'
moeder: 'Ja, jij krijgt een boterham.'
Als u zelf de kromme woordjes van uw kind overneemt (en bijvoorbeeld ook 'bota' gaat zeggen in plaats van 'boterham'), dan duurt het veel langer voordat het kind het goede woord zal leren, omdat het het bijna niet meer te horen krijgt.
Een kind dat kromme woordjes gebruikt, bedoelt

wel degelijk het goede woord te zeggen, maar het kan het gewoon nog niet.

Dit blijkt bijvoorbeeld heel duidelijk uit het volgende gesprekje met de 17 maanden oude Niels (die wel woorden gebruikt maar ze nog niet goed kan uitspreken) over zijn vriendje Joost dat op bezoek is:

moeder: 'Hoe heet dat kindje?'
Niels: 'Let.'
moeder: 'Heet-ie Let?'
Niels: 'Nee!'
moeder: 'Heet-ie Joost?'
Niels: 'Ja!'
moeder: 'Hoe heet het kindje nou?'
Niels: 'Let.'
moeder: 'Ja, goed zo, Joost, hè?'

Hieruit blijkt wel heel duidelijk dat we een kind er helemaal geen dienst mee bewijzen als we zijn kromme woordjes zouden overnemen.

◆ Hebt u zelf ook zoiets als in het voorbeeld met uw kind meegemaakt?

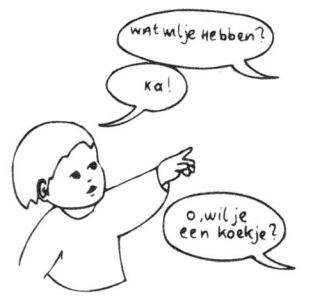

Moedig het praten aan
Als uw kind eenmaal wat woorden kan zeggen, moedig het dan aan om die woorden ook te gebruiken. U kunt dat bijvoorbeeld doen door te vragen wat het kind wil hebben als het wijst en 'uh' zegt. Dwing het kind echter niet en prijs het als het probeert te praten, al lukt dat nog niet zo goed. Juist door enthousiaste reacties op zijn pogingen tot praten zal een kind plezier in dat praten krijgen; door kritiek wordt het ontmoedigd en gaat alle lol van het praten eraf.

Zinnetjes afmaken
Wanneer uw kind al een paar woordjes kan zeggen, kunt u het een woordje laten invullen in een zinnetje dat u zegt. Veel kinderen vinden dat nu erg leuk en bovendien leert het kind, als het er eenmaal aan meedoet, ook heel goed luisteren!
  Bijvoorbeeld:
– 'Nu gaan we je pyjama aandoen, en dan ga je naar ... (bed).'

- 'Kijk, hier is een bordje ... (pap), die gaan we lekker op... (eten).'
- 'Kijk eens, een lekkere boterham met ... (kaas).'
- ◆ Vindt uw kind dit spelletje leuk? Welke zinnetjes kan het allemaal afmaken?

Ja of nee?
Een spelletje dat veel kinderen heel leuk vinden als ze eenmaal 'ja' en 'nee' kunnen zeggen en ook weten wat die woordjes betekenen, is dit ja-of-neespelletje.

U wijst een bepaald voorwerp aan en vraagt dan aan het kind: 'Is dit een ...?' (U noemt dan een aantal dingen op die het níet zijn, en ten slotte het woord dat wèl goed is.)

U wijst bijvoorbeeld naar een bal en vraagt:
- 'Is dit een boterham?' (als het kind niets zegt, zegt u zelf: 'Nééé!')
- 'Is dit een boekje?' ... 'Nééé!'
- 'Is dit een pop?' ... 'Nééé!'
- 'Is dit een bal?' ... 'Já!'

Voor dit spelletje is het wel nodig dat u goed weet welke woorden uw kind allemaal al kent. Maak u geen zorgen als uw kind in deze periode nog geen 'ja' en 'nee' zegt of het spelletje niet begrijpt! Als u veel tegen het kind praat, leert het dat echt vanzelf, en kunt u het spelletje later altijd nog doen!

Samen boekjes lezen
De meeste kinderen kunnen nu wel een tijdje geboeid in een plaatjesboek kijken, vooral samen met u! Een zelfgemaakt boekje (zie 9-12 maanden, bladzijde 124) blijft natuurlijk het leukste, omdat u er precies dat in kunt verzamelen wat het kind het mooiste vindt.

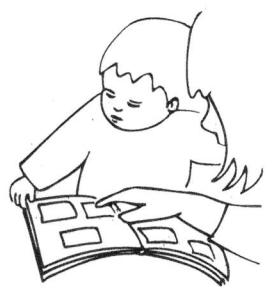

Maar ook kant-en-klaar gekochte prentenboekjes worden nu interessant, en vergeet ook de catalogus van postorderbedrijven en de (sinterklaas)folders van speelgoedwinkels niet!

Wijs plaatjes aan en vertel er wat over. Verzin er dingen bij die het kind aanspreken omdat het ze zelf ook meemaakt, bijvoorbeeld:
- 'Kijk, dat kindje huilt: het is gevallen!'

- 'Kijk eens, die meneer heeft een pyjama aan, die gaat naar bed, net als ...!'

Het is voor uzelf ook wel eens heel leerzaam om niets te zeggen en op te letten waar het kind naar kijkt, wat het aanwijst en waar het om lacht. Dat zijn de dingen die hij mooi vindt en die voor hèm belangrijk zijn!

◆ Heeft uw kind nu een lievelingsboekje? Leuk om te onthouden!

Voor het slapengaan

De meeste kinderen van deze leeftijd houden van vaste gewoonten. Ze zijn nu zover dat ze een bepaalde volgorde van gebeurtenissen goed kunnen onthouden en staan er dan ook vaak op dat het zó gebeurt! Zulke rituelen geven hun wat houvast en een veilig gevoel. Zo kunt u nu van het tandenpoetsen voor het slapengaan een vaste gewoonte maken. Een boekje lezen of verhaaltje vertellen voor het bed is een minstens even goede gewoonte! Het kind leert dat dat de tijd is waarin hij alle aandacht krijgt, en kan dan lekker even tot rust komen. Dat lezen of vertellen hoeft, zeker in het begin, echt niet lang te duren, als het maar 'vaste prik' is. Kies een plaatjesboek of een boek met kinderversjes en zet dat op een vaste plaats: dàt is het naar-bedboek!

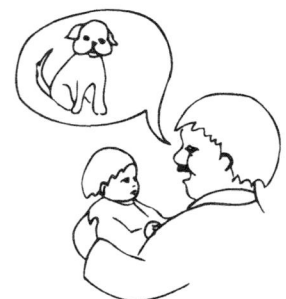

Verhaaltjes vertellen

Hoewel uw kind nu nog de meeste interesse heeft in dingen die hier en nu gebeuren, kunt u in de loop van deze periode ook al eens proberen om te praten over dingen die net gebeurd zijn. Als u rustig ergens met het kind zit, praat dan maar eens over iets wat het kind kort tevoren heeft meegemaakt en wat hem erg heeft aangesproken, bijvoorbeeld: 'Weet je nog, toen we daarnet in het bos waren, hadden we een heel grote hond gezien. Die blafte heel hard: waf! waf! Wat was je geschrokken, hè? Toen moest je heel hard huilen!'

U kunt aan de reacties van het kind echt wel merken of het nog weet wat u vertelt.

Dit herinneringen ophalen is eigenlijk de allereerste vorm van een verhaaltje vertellen: vertellen over iets wat je nu niet meer kunt zien of horen.

Als u merkt dat uw kind herkent wat u zegt en er plezier in heeft, trek dan geregeld tijd uit voor zo'n verhaaltje. U kunt het steeds een beetje langer maken, dan leert het kind steeds langer opletten en luisteren. Ga wel ergens zitten waar het rustig is en kies een tijdstip waarop het kind niet al te actief meer is.

Huis-, tuin- en keuken 'speelgoed'

Nog steeds zijn huis-, tuin- en keukenspullen heel aantrekkelijk voor het kind om mee te spelen.

Kies vooral dingen:
- waar het kind iets in kan doen, waar het kleine dingen in kan verzamelen;
- die het kind in, aan en op elkaar kan passen;
- die open en dicht kunnen;
- met beweegbare onderdelen waar het kind aan kan draaien, trekken en prutsen;
- waarmee het u kan nadoen.

Met het volgende materiaal zijn kinderen in deze leeftijdsfase in elk geval een tijdje zoet:

- *deegroller*
- *pollepel*
- *houten lepels*
- *schuimspaan*
- *stamper*
- *vergiet*
- *garde*
- *afwasborstel*
- *zeef(je)*
- *ovenwant*
- *oude wekker*
- *placemats*
- *dienbladen*
- *maatbekers*
- *stukje plakband*
- *plastic serviesgoed*
- *koelkastdoosjes en -bekers*
- *lege boterkuipjes (met deksel)*
- *lege yoghurtbekers*
- *kartonnen eierdozen*
- *plastic koffiefilter*
- *lege lucifersdoosjes*
- *stapel bierviltjes of onderzetters*
- *bestekbak met dingen om in de vakjes te leggen*
- *wasknijpers in een bakje*
- *doos met grote knopen*
- *blikken trommel of voorraadbus met kleine dingen erin*
- *oude portemonnee, met eventueel wat schoongeboende muntstukjes erin*
- *handveger, eventueel met blik*

Na enig rondkijken vindt u zeker nog veel interessante voorwerpen en combinaties van voorwerpen.

◆ Leuk om te onthouden: wat is nu het lievelingsspeelgoed' van uw kind?

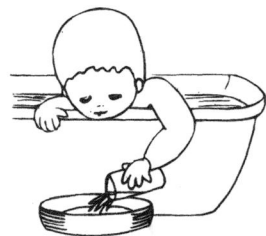

Water

Water is het meest boeiende spelmateriaal dat er is: eindeloos kan een kind ermee bezig zijn! Geef uw kind dan ook de kans om lekker met water in de weer te zijn. Dat kan in elk geval in bad: eigenlijk een ideale speelplaats! Geef het kind tijd en wat spulletjes om in bad mee te spelen, en doe mee als het kind u daartoe uitnodigt.

'Gewone' dingen, die heel leuk zijn om in bad mee te spelen:
- washandje, spons of schone zakdoek om mee te 'poetsen', om uit te knijpen, door het water te slieren en om jezelf mee te wassen;
- dingen om water mee te gieten; ergens in deze periode leert het kind opeens hoe je water kunt gieten en schenken. Geschikt zijn: plastic bekers, een klein gietertje, plastic flesjes, zoals een babyfles of goed schoongespoelde lege shampoofles;
- groter bakje of emmertje om naast het bad te zetten en er dan water in te gieten;
- plastic koffiefilter, trechter, zeefje: daar loopt het water dóór!;
- plastic popje waar het kind mee kan doen wat er in bad ook altijd met hèm gedaan wordt: wassen, haar wassen (met echt schuim!) en afdrogen.

Zand

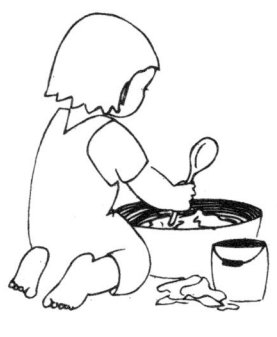

Zand is net zo leuk als water, en ook net zo goedkoop! Wanneer een kind voor het eerst met zand in aanraking komt, zal het beginnen met het uitgebreid te bevoelen en te onderzoeken; sommige kinderen vinden zand in het begin eng om aan te raken, maar dat gaat echt vanzelf over als u wat geduld hebt.

Wat later gaat het kind met het zand experimenteren: je kunt handjes zand pakken en in de lucht gooien of gewoon laten vallen of van de ene plek op de andere leggen. Je kunt er ook met stokjes en lepels in roeren en het met bekertjes of doosjes overschenken.

Om uw kind nu fijn met zand te laten spelen hebt u echt nog geen grote zandbak nodig. Koop wat schoon zand en schep ergens een flinke bak (bijvoorbeeld een afwasteil) vol en zet die in de tuin of op uw balkon. Wat doosjes, bakjes en een lepel (en niet te veel letten op wat geknoei) en uw kind is uren zoet.

Blokkenstoof
Van de houten blokkenstoof met klapdeksel (zie bladzijde 125) zal het kind ook nu weer veel plezier hebben. Speel er eens samen met uw kind mee. Het ronde blok zal het nu wel door het deksel kunnen passen, maar de rest is nog te moeilijk! Als het kind er een tijd niet naar omkijkt, zet de stoof dan eens een maandje in de kast. U zult zien dat hij weer enthousiast begroet wordt als u hem dan weer te voorschijn haalt.

Schoenendoos
Een kartonnen schoenendoos met deksel is leuk om dingen in op te bergen en weer te voorschijn te halen. Wanneer u in het deksel een flink gat snijdt, waar het kind dingen als blokken en wasknijpers door in de doos kan laten vallen, hebt u een fijn stuk speelgoed. Als het kind nog niet zo handig met het losse deksel omgaat, plak het dan aan één kant van de doos vast (zie plaatje).

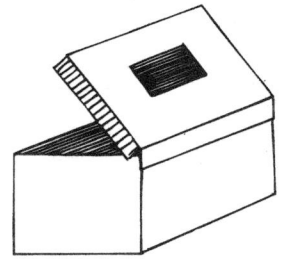

Opbergton
Zo'n grote waspoederton is een ideale opbergdoos voor los speelgoed. Maak hem aan de binnenkant goed schoon met een vochtige doek en beplak hem aan de buitenkant eventueel met vrolijk gekleurd plakplastic.

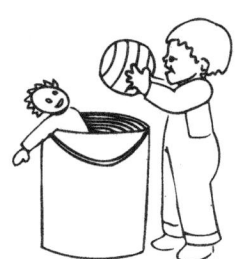

Blokken
Erg veel blokken heeft uw kind ook nu echt nog niet nodig. Tien tot twintig blokken zijn meer dan genoeg. Echt bouwen doet het kind nu toch nog niet. In deze periode zal uw kind toch wel gaan proberen om een paar blokjes op elkaar te zetten.

Doe het eens voor: zet twee blokjes op elkaar en moedig het kind aan om er nog een bovenop te zetten. Prijs hem als het zijn best doet, want het kan nu al echt trots zijn op wat het gemaakt heeft.

Let er bij dit bouwen (net als bij heel veel andere

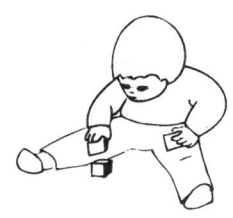

spelletjes) wel op dat u het kind niet steeds aanwijzingen gaat zitten geven over hoe het moet: wanneer het kind eenmaal het principe van blokjes-op-elkaar-zetten doorheeft, kan het het beste zèlf leren hoe het kan en niet kan, met veel omvallen en opnieuw beginnen!

Doe ook eens voor hoe je een langwerpig blok rechtop kunt zetten. Wanneer het kind u dat heeft zien doen, is de kans groot dat het het ook gaat proberen, en dan is het een heel moeilijk en heel spannend spelletje!

Rechtop zetten

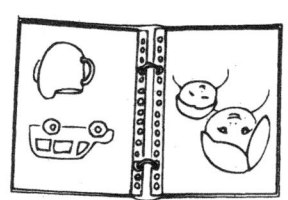

Ergens in de periode tussen 12 en 18 maanden gaan kinderen beseffen dat je dingen rechtop kunt neerzetten; ze vinden dan vaak ook dat bepaalde dingen rechtop moeten staan en kunnen heel lang ingespannen bezig zijn om iets (een pop, beest, flesje) goed neer te zetten.
◆ Wanneer zag u uw kind dit voor het eerst doen?
Als uw kind graag boekjes kijkt, houd of leg dan eens een boekje omgekeerd voor hem. Draait het kind het dan om?

Autootje

Nu gaan de meeste kinderen wel doorkrijgen dat ze een autootje kunnen laten rijden door het rechtop op zijn wieltjes te zetten en dan te duwen. Als uw kind eenmaal op deze manier met een autootje rijdt, bouw dan eens een helling door een stuk stevig karton of een gladde plank met één kant ergens op te leggen. Zet het autootje bovenaan en laat het naar beneden rijden.
◆ Vindt het kind het leuk? Doet het het na?

Tekenen

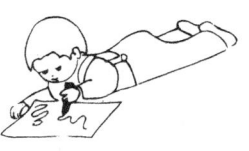

Leg eens een groot vel papier voor het kind neer en krabbel erop met een vetkrijtje. Heeft het kind er al belangstelling voor? Geef hem het krijtje dan ook en moedig hem aan om te tekenen of te schrijven. Heeft het al plezier in het krabbelen?
• Bewaar de eerste tekening, met datum!

Ballen

Wanneer het kind zelf kan staan en lopen, krijgt het nog meer plezier in spelen met ballen van allerlei grootte.

Geef het kind eens een pingpongballetje op een gladde vloer (hout, steen, vinyl). Laat eens zien wat er gebeurt als je het balletje gooit of laat vallen. Gegarandeerd dat uw kind er veel plezier mee heeft!

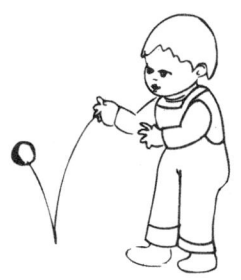

Wanneer het kind stevig los staat en loopt, vindt het het meestal ook heel leuk om samen te ballen: tegenover elkaar staan en elkaar de bal toegooien en proberen te vangen. Laat de bal eens vlak voor het kind op de grond stuiteren, zodat hij tegen de buik of de handen van het kind aan springt. Omdat het kind nu nog niet snel genoeg reageert om de bal echt te vangen, maar het toch steeds weer probeert, is dit spelletje heel spannend en eindigt het vaak in een lachbui!

Ringenpiramide

Een ringen- of schijfjespiramide bestaat uit een stokje op een voet waar ringen of schijfjes met een gat erin op gestoken kunnen worden.

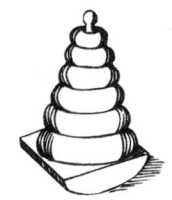

Dat is voor de meeste kinderen nu heel boeiend speelgoed: als ze heel goed mikken, kunnen ze er nu zelf de ringen al op schuiven. Doe het eens voor, als het kind het zelf nog niet ontdekt heeft.

Aanrijgen

Dat is weer iets moeilijker dan de ringenpiramide. Neem een stuk stevig plastic waslijn en een stel grote kralen, knopen of lege houten garenklosjes. Doe voor hoe je een kraal aan de draad kunt steken. Geef dan het kind een kraal en houd zelf de draad vast; zo kunt u samen een snoertje rijgen.

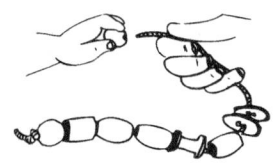

Pas later, als het kind nog beter met zijn twee handen kan samenwerken, leert het om zelf draad en kraal vast te houden en helemaal zelf te rijgen.

Pop

Een pop, of een beer of ander knuffeldier wordt nu (ook voor jongens!) leuk om mee te spelen, omdat je

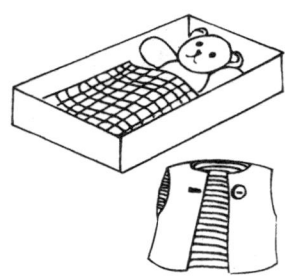

er dingen mee kunt doen die altijd met jou gedaan worden.

Maak voor lievelingspop of -beer eens een heel simpel, wijd jasje zonder mouwen, of een hoedje, of heel wijde sokken. Ze hoeven echt niet zo mooi te zijn, als het kind ze de pop zelf maar goed aan en uit kan doen. Doe het eens voor.

◆ Probeert het kind zelf de pop aan en uit te kleden? Een schoenendoos is een heel fijn poppenbedje. Leg de pop erin en dek hem toe met een lapje. Zeg hetzelfde als wat u tegen het kind zegt als u hem instopt.

◆ Heeft het kind er belangstelling voor? Doet het het (soms pas veel later) ook? Ziet u daar dingen in terug die u zelf met het kind doet?

Poppenkastpop

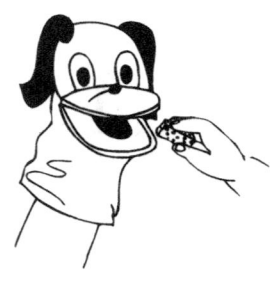

Uw kind zal veel plezier hebben als u een hand- of poppenkastpop op uw hand zet en tegen het kind laat praten (met een gek stemmetje).

Probeer maar eens uit wat het kind leuk vindt, bijvoorbeeld:
– 'Hallo ... zal ik jou eens een kusje geven?' (kus)
– 'Geef mij ook eens een kusje.' (of een handje)
– 'Krijg ik ook een hapje brood van jou?'

Laat de pop het kind eens iets aangeven, of laat het kind iets aan de pop geven, zodat die het kan aanpakken. Het kind zal dat zeker heel spannend vinden!

◆ Geeft het kind de pop wel eens terug aan u, als u uw hand eruit gedaan hebt?

Bezempje

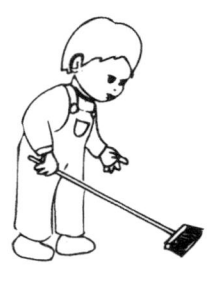

Als uw kind al kan lopen en u graag nadoet bij het huishoudelijk werk, koop dan eens een kinderbezempje: voor een paar gulden hebt u er al een, en het kind zal er veel plezier van hebben.

Als er een stukje speelgoed onder tafel of onder een kast ligt, zodat het kind er niet bij kan, doe dan eens voor hoe het het met het bezempje (of met een andere stok) te pakken kan krijgen.

◆ Ziet u het uw kind nu zelf ook wel eens doen?

Bellen blazen
Blaas eens zeepbellen met uw kind. Het zal het alleen al prachtig vinden om die kleurige bellen te pakken!
◆ Kan het zelf ook al een belletje blazen?

Zoekspelletje
Veel kinderen vinden zoeken naar geluid nu heel leuk. Houd het kind op schoot en laat iemand anders stiekem een spelend muziekdoosje, radiootje of een aflopende wekker ergens in de kamer verstoppen.
◆ Begrijpt het kind waar het om gaat? Gaat het al in de goede richting? Prijs het dan, dan weet het dat het in de buurt komt!

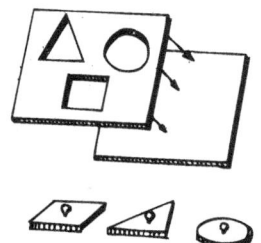

Puzzeltje
Misschien is uw kind op het eind van deze periode al aan een simpel puzzeltje toe. Zo'n vormenbord kunt u natuurlijk in de winkel kopen, maar als u een beetje met de figuurzaag overweg kunt, kunt u er ook heel goed zelf een maken.

U hebt twee platen triplex van ongeveer 30 bij 30 centimeter nodig. Uit de ene plaat zaagt u verschillende vormen, bijvoorbeeld een cirkel, een driehoek en een vierkant. Het is natuurlijk het beste als u de grootte van de vormen zo uitmikt dat de blokken niet in een ander gat passen. De uitgezaagde plaat lijmt u dan op de andere. De gaten, waar de blokken in passen, kunt u een kleurtje geven, zodat ze het kind goed opvallen.

Wanneer het kind wat ouder is, kunt u wat ingewikkelder borden kopen of maken. Zorg er wel voor dat het niet te moeilijk wordt!

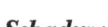

Schaduw
Doe eens voor hoe je schaduwen kunt maken op de muur als de lamp aan is. Wijs het kind op zijn eigen schaduw als het buiten in de zon staat.
◆ Vindt het kind het leuk als u schaduwdieren op de muur maakt?
◆ Merkt het kind dat het zijn eigen schaduw kan laten bewegen door zelf te bewegen?

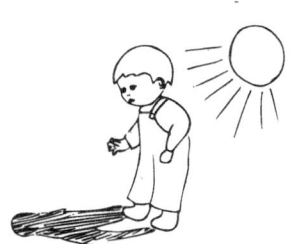

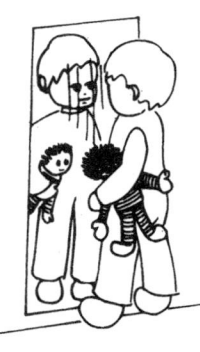

Spiegel

Ergens in deze periode tussen 12 en 18 maanden gaan de meeste kinderen zichzelf herkennen in de spiegel: het kind weet dat hij dat is, dat het naar zichzelf kijkt. U kunt dat stimuleren door vaak met uw kind in de spiegel te kijken en over hemzelf te praten. Zet hem bijvoorbeeld een muts op, doe hem kralen om, of doe een likje schuim op zijn neus, en zeg: 'Kijk eens wat je een mooie muts (of ...) op hebt!' Zodra het kind, in de spiegel kijkend, zichzelf begint te betasten (en bijvoorbeeld de muts voelt, of het schuim van zijn neus pakt), kunt u ervan uitgaan dat het kind weet dat hij dat is, daar in de spiegel, en dat het zichzelf herkent.

Uw kind kan nu heel veel plezier hebben van in de spiegel kijken, en het leert er ook erg veel van. Het is het fijnste als u een grote spiegel zodanig op kunt hangen dat het kind er zelf naartoe kan gaan en erin kan kijken. Een passpiegel bijvoorbeeld, waar het kind zichzelf helemaal in kan zien, is ideaal.

U zult zien dat het kind zichzelf vaak zal bekijken, vooral wanneer u hem af en toe eens aanmoedigt: 'Ga eens in de spiegel kijken hoe mooi je nou bent!'

Dat een kind daar ijdel van zou worden, is echt een fabeltje!

Ik ... ga ... jou ... opeten!

Een spelletje dat kinderen in dit tweede jaar heel spannend vinden, is het 'opeet-spel'.

Kom heel langzaam op het kind af en zeg: 'O, wat een lekker handje (voetje, beentje, billetje, buikje, wangetje) ... dat ... ga ... ik ... opeten!' en hap er zachtjes in.

◆ Heeft uw kind er ook plezier in?

Lekker oefenen

In dit halfjaar kunnen kinderen met heel veel plezier oefenen in het kruipen, staan, lopen, klimmen en alle variaties die daarop maar mogelijk zijn. Geef uw kind de kans (en dus de ruimte) om zo lekker te oefenen en zich uit te leven!

Als uw kind eenmaal zelf loopt, zal het vooral de volgende dingen erg leuk gaan vinden:

Dingen voor zich uit duwen
Een looproller, waar muziek uit komt als je hem vooruit duwt, is een stuk speelgoed waar veel kinderen van deze leeftijd plezier aan beleven.

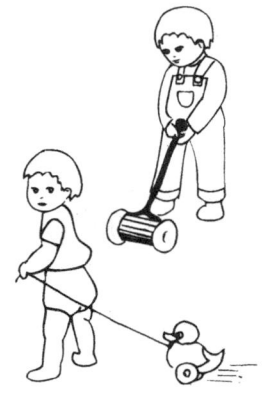

Dingen achter zich aan trekken
Geef het kind een trekbeest of bind een autootje of een ander stuk speelgoed aan een touw. Het kind zal al snel leren om het ding al lopende achter zich aan te trekken.

Ergens op gaan zitten
Om al achteruitlopend en mikkend ergens op te gaan zitten, is nog een hele toer als je pas kunt lopen; veel kinderen kunnen hier eindeloos mee bezig zijn, tot ze het helemaal goed kunnen.

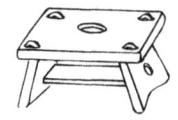

Een rolbankje of ouderwetse stoof is daarom vanaf deze tijd een fijn stuk speelgoed. Het kind kan erop gaan zitten, ermee sjouwen, en later zal het erop gaan staan om ergens bij te kunnen of om bijvoorbeeld op de aanrecht te kunnen kijken, als u daar bezig bent.

Ergens in gaan zitten
Zet een grote kartonnen doos, een grote afwasbak of een lade uit de kast (let op splinters!) op de vloer. Als het kind eenmaal ontdekt heeft hoe het erin en -uit kan stappen, zal het er erg veel plezier mee hebben.

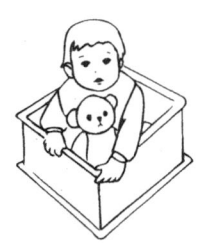

Grote dingen sjouwen
Zorg dat er in de kamer wat grote en niet te zware dingen zijn waar het kind mee mag rondsjouwen; wanneer een kind eenmaal stevig staat en goed kan lopen, vindt het dat sjouwen vaak erg interessant en heel stoer.

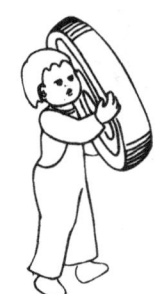

Een paar grote kussens zijn bijvoorbeeld al heel geschikt.

Samen gymmen
Voetballen
Ook wanneer uw kind nog niet (goed) zelf loopt, kunt u het laten voetballen, als het daar plezier in heeft. Ga

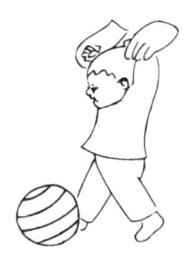

achter het kind staan, houd het bij de handjes vast, en laat het naar een grote bal toe lopen (zo'n opblaasbare strandbal is heel geschikt: groot, kleurig en lekker licht). Moedig het kind aan om ertegen te schoppen en laat het er dan weer achteraan hollen.
- ◆ Vindt het kind het leuk? Als het echt stevig los loopt, kan het het misschien ook wel helemaal zelf!

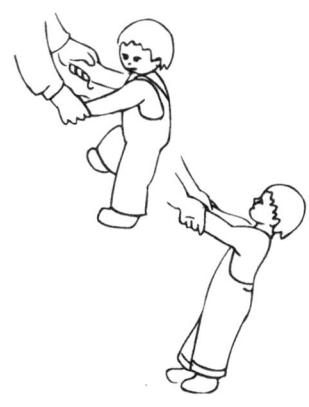

Evenwichtsspelletjes
Zulke spelletjes vindt uw kind vast heel leuk vanaf de tijd dat het goed kan staan wanneer u het bij de handjes vasthoudt.

Ga tegenover het kind staan of op uw knieën zitten, en houd zijn handjes vast. Beweeg het kind heel zachtjes naar rechts of links, zodat het telkens op één been balanceert.

Op de maat van een kinderliedje vinden de meeste kinderen dat heel leuk.

U kunt het kind ook, terwijl u zijn handjes vasthoudt, heel langzaam achterover laten hellen; heel spannend, als het eenmaal weet dat het zijn rug recht kan houden en zijn voetjes op de plaats!

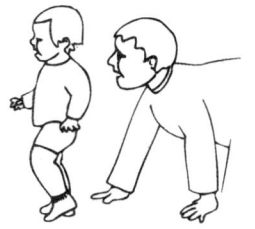

Hollen
Als het kind net begint te lopen, vindt het het heel spannend als u het 'achternazit'. Kruip het kind dan ook eens door de kamer achterna, om het te pakken. Dat is helemaal leuk, omdat uw hoofd nu op dezelfde hoogte zit als dat van het kind!

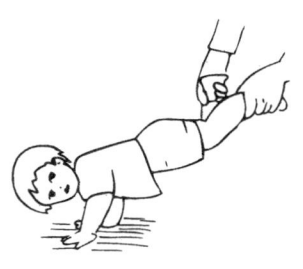

Kruiwagentje
Als het kind op handen en knieën zit of op zijn buik ligt (bijvoorbeeld als u het achterna hebt gezeten), pak het dan eens vanachteren bij zijn bovenbenen of heupen vast en til zijn beentjes van de vloer. Moedig het kind aan om te stappen op zijn handjes. Goede gymnastiek, tenminste, wanneer het kind er plezier in heeft!

Meehelpen
Kinderen vinden het nu reuze leuk om 'mee te helpen'. Geef uw kind er zoveel mogelijk de kans toe, en u zult zien dat het er heel lang zoet mee is.
Bijvoorbeeld:
- Spruitjes, boontjes, aardappels in de pan doen als u ze schoongemaakt hebt.
- Boodschappen mee uitpakken: geef het kind de onbreekbare dingen en laat het ze ergens neerzetten (liefst flink ver weg, bijvoorbeeld in de keuken; zo kan het een hele tijd in de weer zijn!).
- Laat het kind dingen halen ('Geknoeid! Ga jij zelf de handdoek maar halen, dan maken we het schoon') of wegbrengen ('Gooi maar in de prullenbak').
- Laat het kind zoveel mogelijk helpen bij het aan- en uitkleden: zelf zijn muts afzetten, wanten of sokken uitdoen.

Prijs het kind altijd uitbundig voor deze zelfstandige prestaties; het begint daar nu heel gevoelig voor te worden!

Zelf eten
Ergens in deze periode leren de meeste kinderen zelf met een lepeltje eten. Laat het kind het zelf doen, zodra het met zijn lepeltje wat naar binnen krijgt! Hoe meer het oefent, des te eerder zal het het goed kunnen, en bent u ook van dat voeren af!

Leg in het begin een groot stuk plastic, of bijvoorbeeld het boxkleed onder de kinderstoel, dan kan het volop knoeien. Eis echter nooit van het kind dat het zelf eet als het daar nog geen zin in heeft!

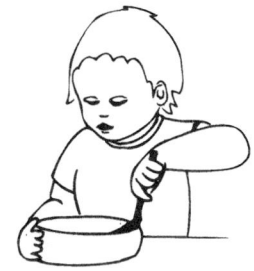

Fantasiespel
Stimuleer fantasiespel bij uw kind door met zijn spel mee te doen als het daarom vraagt en door ook zelf eens zulke spelletjes te beginnen. Fantasiespel is heel belangrijk voor de verdere ontwikkeling van uw kind. Niets is zo funest voor de ontwikkeling van de fantasie als afkeuren of afbreken van dat spel of het kind erom uitlachen. Probeer waardering op te brengen voor de

creativiteit van uw kind wanneer het zelf iets bedenkt of doet wat anders is dan het gewone. Slik dat 'doe niet zo raar!' eens in en kijk eens goed naar wat uw kind bedacht heeft, dan zult u merken dat dat vaak heel origineel en vindingrijk is!

Gebruik zelf ook eens uw fantasie wanneer u met het kind speelt.
Dat kunt u bijvoorbeeld doen in spelletjes als:
- Met een pop dingen doen die u ook met het kind doet: geef die pop bijvoorbeeld eens denkbeeldig eten met een lepeltje. Neem zelf ook een hapje ('Mmm, lekker!') en laat het kind u, de pop en zichzelf zo'n hapje geven.
- Praten in de speelgoedtelefoon.
- Praten tegen poppen of knuffeldieren ('O, arme pop, ben je gevallen? Moet je huilen? Kom maar gauw hier, dan krijg je een kusje!').
- Doe eens met een blok net alsof het een autootje is: u zult zien dat uw kind daar helemaal niet gek van staat te kijken!
- Wanneer het kind u wel eens ziet stofzuigen, zuig dan ook eens met een stok, of met een ander lang voorwerp in uw hand, en maak zelf het geluid erbij. Doet het kind u na?
- Wanneer u met een kind in een boekje kijkt en er een plaatje komt met wat eetbaars erop, doe dan eens alsof u het uit het boek 'pakt' en 'opeet' ('Mmm, lekker, jij ook een hapje?'). Gegarandeerd dat uw kind dat na een tijdje zelf ook gaat doen!

Wanneer het kind merkt dat u ook plezier hebt in allerlei fantasiespelletjes, zal het er zelf steeds enthousiaster voor worden!

♥
En ten slotte: geniet van uw kind zoals het nu is; een kind is leuk en 'af' in elke leeftijdsfase!

GPSR Compliance

The European Union's (EU) General Product Safety Regulation (GPSR) is a set of rules that requires consumer products to be safe and our obligations to ensure this.

If you have any concerns about our products, you can contact us on

ProductSafety@springernature.com

In case Publisher is established outside the EU, the EU authorized representative is:

Springer Nature Customer Service Center GmbH
Europaplatz 3
69115 Heidelberg, Germany

www.ingramcontent.com/pod-product-compliance
Lightning Source LLC
Chambersburg PA
CBHW071405100426
42871CB00018B/202